臨床検査の変動因子

生理的な検査の変動因子

食事	上昇	血糖,中性脂肪,白血球数(好中球数)
	低下	遊離脂肪酸,無機リン
運動	上昇	CK,LDH,AST,白血球数(好中球数)
日内変動	朝>夕	血清鉄,尿酸,尿素窒素
	朝<夕	白血球数
体位	立位>臥位	総蛋白,アルブミン,総コレステロール,赤血球数,白血球数
採血部位	静脈<毛細血管	血糖,赤血球数,白血球数

日内変動が認められる検査項目

ACTH	午後4~8時にピーク,夕方はピーク時の1/2以下
コルチゾール	
アルドステロン	
ADH	日中低値,夜間に高値
インスリン	食後,血糖とともに増加
赤血球数	早朝に最低値 / 朝食後にピーク値
白血球数	早朝に最低値 / 次第に増加し,夜間にピーク値
血清鉄	午前中高値,夜間に低値
尿酸	
無機リン	夜間に高値
遊離脂肪酸	食後,血糖上昇とともに減少
血糖	食後高値,空腹時血糖は8~16時間絶食時の血糖値

検査値の
読み方・考え方

【ポケットブック】

編集

西崎　統
村上　純子

総合医学社

編集者

西崎	統	西崎クリニック院長/聖路加国際病院 顧問
村上	純子	聖母大学 教授

執筆者（掲載順）

大生	定義	立教大学社会学部 教授
木村	哲也	虎の門病院 神経内科 医長
岡田	定	聖路加国際病院 血液内科 部長
井上	孝文	いのうえ内科クリニック 院長
和田	秀穂	川崎医科大学 血液内科学 教授
岡野	こずえ	山口大学大学院 医学系研究科 保健学専攻 准教授
山田	治	山口大学 名誉教授
石橋	大海	国立病院機構長崎医療センター 臨床研究センター長
村上	純子	聖母大学 教授
鈴木	隆夫	神戸市立医療センター中央市民病院 腎臓内科 部長
西崎	統	西崎クリニック 院長/聖路加国際病院 顧問
司城	博志	村上華林堂病院 院長
伊藤	慎芳	四谷メディカルキューブ消化器内科 部長
和田	典男	市立札幌病院 糖尿病内分泌内科 副部長
板東	浩	日本プライマリ・ケア連合学会理事・広報委員長
吉岡	成人	NTT東日本札幌病院糖尿病内分泌内科 部長
村上	哲雄	社会福祉法人 信愛報恩会 信愛病院 内科/副院長
岡野	匡雄	(財)東京都保健医療公社 東京都がん検診センター 副所長
朝川	秀樹	朝川内科クリニック 院長
米倉	修司	順天堂大学医学部 悪性腫瘍学教室 准教授
上原	由紀	順天堂大学医学部 感染制御科学／総合診療科
古川	恵一	聖路加国際病院 内科感染症科 部長
藤田	善幸	聖路加国際病院 消化器内科 部長
岩本	逸夫	国保旭中央病院 アレルギー・リウマチセンター センター長
中島	裕史	千葉大学大学院 遺伝子制御学 教授
須藤	明	千葉大学大学院 遺伝子制御学
廣瀬	晃一	千葉大学医学部 アレルギー・膠原病内科
渡邊	紀彦	千葉大学医学部 アレルギー・膠原病内科
加々美新一郎		千葉大学大学院 遺伝子制御学
美田	誠二	川崎市立看護短期大学 教授
林	国樹	林内科クリニック 院長
忍	哲也	埼玉協同病院 消化器内科 科長

序

　本書は，2008年に出版され，好評を得ている『検査値の読み方・考え方―専門医からのアドバイス』のエッセンスを抽出し，さらに加筆したポケットブックです．

●持ち運び可能なサイズで，日常診療に頻繁に利用されている項目を過不足なく採り上げ，医学生，臨床研修医，実地医家の先生にジャストフィットする臨床検査の本である．
●執筆は，豊富な臨床経験をお持ちで，大学病院や臨床研修指定病院といった診療の最前線を熟知しておられる内科学会認定総合内科専門医の先生方，臨床検査医学会認定臨床検査専門医の先生方にお願いする．
という基本的なコンセプトを踏まえたうえで，必要最低限の情報だけを取り出し，さらに，同書の姉妹本である『看護に役立つ検査値の読み方・考え方』の記載も一部採り入れて，作られました．

　初診外来のように，必要最低限の検査項目数で，調べ忘れや見落としが無い合理的な検査計画を立てなければならない時，医師から指示があった検査の内容を確認したい時，あるいは，入院患者さんの検査値をあらためてチェックしたい時，院内カンファレンスの時……など，今すぐ解決したい疑問が生じた時のために，白衣のポケットに忍ばせておくことが出来るコンパクトな本がほしい，という声にお応えして企画されました．

　チーム医療の大切さが叫ばれる今日，臨床検査データを絶えず，しかも素早く確認しなければならないのは，医師やナースだけにとどまりません．薬剤師，放射線技師，栄養士，理学療法士，そしてもちろん検査のプロである臨床検査技師……をはじめ，医療にかかわる"仲間"の皆さんに愛用して頂ければ，幸いです．

2011年3月

編集者

目 次

1. 一般検査

1 尿検査 ——————————————————— 2
尿の定性試験 2 ／尿沈渣 4

2 糞便検査 ——————————————————— 6
便潜血反応 6 ／寄生虫・虫卵および原虫の検査 7

3 髄液検査 ——————————————————— 8
髄液検査 8

2. 血液検査

1 血球の検査 ——————————————————— 12
赤血球/Hb/Ht/（赤血球指数） 12 ／網赤血球（数） 13 ／白血球/白血球分類 14 ／血小板数 18

2 止血・血栓検査 ——————————————————— 20
出血時間 20 ／ PT/APTT 21 ／トロンボテスト/ヘパプラスチンテスト 22 ／フィブリノゲン 23 ／ FDP/D-ダイマー 24 ／アンチトロンビンⅢとトロンビン-アンチトロンビン複合体 25

3. 血液生化学検査

1 血清蛋白 ——————————————————— 28
血清総蛋白 28 ／血清蛋白分画 29 ／免疫電気泳動 30

2 窒素化合物 ——————————————— 31
尿素窒素（BUN） 31 ／ クレアチニン 32 ／ クレアチニンクリアランス（Ccr） 33 ／ 尿 酸 34 ／ アンモニア 35

3 酵素および関連物質 ——————————————— 36
ビリルビン 36 ／ AST/ALT 37 ／ ALPとALPアイソザイム 38 ／ LAP 39 ／ γ-GT 40 ／ コリンエステラーゼ（ChE） 41 ／ LDとLDアイソザイム 42 ／ CKとCKアイソザイム 43 ／ アミラーゼとアミラーゼアイソザイム 44 ／ リパーゼ 45 ／ トロポニンT 46 ／ ミオグロビン 47

4 脂質および関連物質 ——————————————— 48
総コレステロール 48 ／ HDLコレステロール 49 ／ LDLコレステロール 50 ／ トリグリセリド 51 ／ リポ蛋白 52

5 糖質および関連物質 ——————————————— 53
血糖値 53 ／ 糖負荷試験（75g OGTT） 54 ／ グリコヘモグロビン(HbA1c) 55 ／ フルクトサミン/グリコアルブミン 56

6 血液ガス・電解質・金属および関連物質 ——————— 57
血液ガス 57 ／ Na（ナトリウム） 58 ／ K（カリウム） 59 ／ Cl（クロール） 60 ／ Ca（カルシウム） 61 ／ P（リン） 62 ／ 血清鉄/総鉄結合能（TIBC） 63 ／ フェリチン 64 ／ 微量金属 亜鉛（Zn） 65 ／ 微量金属 銅（Cu） 66

4. 内分泌検査

TSH（甲状腺刺激ホルモン） 68 ／ free(遊離)T$_4$, free(遊離)T$_3$ 69 ／ T$_4$, T$_3$ 70 ／ カルシトニン 71 ／ PTH（副甲状腺

ホルモン）72 ／ インスリン/Cペプチド 73 ／ グルカゴン（IRG）74 ／ ACTH（副腎皮質刺激ホルモン）75 ／ コルチゾール 76 ／ 尿中17-OHCS 77 ／ 尿中17-KS 78 ／ カテコールアミン（CA）79 ／ 尿中VMA（バニリルマンデル酸）80 ／ レニン・アンギオテンシン 81 ／ アルドステロン 82 ／ ADH（抗利尿ホルモン）83 ／ PRL（プロラクチン）84 ／ エストロゲン（E1, E2, E3）85 ／ プロゲステロン 86 ／ hCG（ヒト絨毛性ゴナドトロピン）87 ／ ANP（心房性ナトリウム利尿ペプチド）88 ／ BNP（脳性ナトリウム利尿ペプチド）89

5. 腫瘍マーカー

AFP 92 ／ CEA 93 ／ CA19-9 94 ／ エラスターゼ-1 95 ／ PIVKA-Ⅱ 96 ／ CYFRA 97 ／ NSE 98 ／ CA125 99 ／ CA15-3 100 ／ SCC抗原 101 ／ PSA 102

6. 免疫血清学検査

1 炎症マーカー ——————————— 104
CRP 104 ／ 赤血球沈降速度（ESR）105

2 感染症関連検査 ——————————— 106
HAV（A型肝炎ウイルス）関連の検査 106 ／ HBV（B型肝炎ウイルス）関連の検査 107 ／ HCV（C型肝炎ウイルス）関連の検査 108 ／ HIV-1/HIV-2関連の検査 109 ／ HTLV-1関連の検査 110 ／ 単純ヘルペスウイルス（HSV）111 ／ サイトメガロウイルス（CMV）112 ／ EBV関連の検査 113 ／ その他のウイルス抗体価 114 ／ クラミジア 116 ／ マイコプラズマ抗体価 117 ／ ASO/ASK 118 ／ 梅毒血清反応 119 ／ エンドトキシン 120 ／ 真菌抗原/抗体 121

3 自己免疫関連検査 ———————————— 122
リウマチ因子　122　／　抗核抗体　123　／　抗DNA抗体　125　／　抗Sm抗体　126　／　抗U1-RNP抗体　127　／　抗Scl-70抗体　128　／　抗Jo-1抗体　129　／　臓器特異的自己免疫疾患の自己抗体　130　／　抗リン脂質抗体　131　／　抗好中球細胞質抗体　132　／　免疫複合体　133

4 アレルギー関連検査 ———————————— 134
総IgE／アレルゲン特異的IgE　134

5 輸血関連検査 ———————————————— 135
血液型　135　／　交差適合試験　137　／　抗グロブリン試験（クームス試験）　138

6 その他の免疫関連検査 ——————————— 139
免疫グロブリン　139　／　補体（C_3, C_4, CH_{50}）　141　／　リンパ球（T細胞/B細胞）サブセット　142　／　HLA　144　／　サイトカイン/可溶性サイトカインレセプター　145

7. 微生物検査

サンプルの取り扱い方　148　／　塗抹染色検査　152　／　培養・同定検査　153　／　感受性試験　154　／　迅速診断法　155　／　ヘリコバクター・ピロリ関連検査　158　／　病院感染　159

■ 臨床検査の変動因子 ——————————————（前見返し）
■ 検体の採取と取り扱い，保存 ———————————（後見返し）

1. 一般検査

1. 一般検査 / 1. 尿検査

尿の定性試験

urinalysis (chemical screening of urine)

基準値 下表参照

ポイント

- 尿には通常, 解毒物質をはじめ, 多くの代謝産物が含まれる. 当該物質の量が多い時や, 通常含まれてはならない物質があれば異常と判定できる.
- 検査の実施面で次の6点についての留意・配慮が必要である. ①試験紙の保存方法を守る. ②新鮮尿のうちに検査する. ③尿の試験紙への浸し方を適切にし, 余分な尿のふき取りを行い, 測定時間の厳守など規定どおり行う. ④色調表との比較をきちんと行う. ⑤検査室の明るさを充分にとり, 温度条件 (15～30℃) を適正に守る. ⑥精度管理を実施する.
- 検査結果の解釈はあくまでも定性であることや, pHや薬剤の干渉で偽陰性や偽陽性が生じやすいことを念頭に置く.
- 通常使われる早朝第1尿は濃縮され, 酸性に傾き安定している.
- 解釈にあたっては, 薬物やpHの状態, 尿放置による修飾なども考慮する.
- 尿沈渣や他の検査 (細菌検査, 血糖や血ガス・生化学など) も併せて検討する.
- 尿ブドウ糖については, 排泄閾値の個体差が大きいことを理解しておくこと.
- ビリルビンやウロビリノーゲンについては, 尿検査単独では意義付けしない. (血清ビリルビン値も考慮する)
- 尿の色も注意する. 正常の色は, 希釈されていれば透明な淡黄色, やや濃縮されていれば濃黄色である.
- 赤血球による血尿では, 遠沈後, 赤血球は沈渣になり, 上澄は透明となる. 上澄も赤い時はヘモグロビン尿, ミオグロビン尿, あるいはいろいろな薬剤 (抗結核薬のリファンピシン, アルカリ性尿であればセンナなどの下剤) などを考える.
- 白色尿は膿尿のほか, 乳糜尿, リン酸結晶の尿で起こる.
- 黒色尿は薬物 (レボドーパ, メチルドーパ) やメラミン尿でみられる.
- 緑色尿は, 三環系抗うつ薬投与など薬剤でみられる.
- 紫色尿が留置カテーテルの袋にみられることがある. これは, 便秘・細菌尿・女性患者の条件がそろった時に出やすい. 細菌のもつ酵素による生化学反応によるもので, 尿袋に排泄された

Indoxyl sulfateが，アルカリの条件下でindoxylになり，それがindigo（青）とindirubin（赤）になり，紫に見えるのである．

NPO法人日本臨床検査標準協議会（JCCLS）尿検査標準化委員会より，潜血（1＋）は，Hgb濃度0.06mg/dL，赤血球として，20個/μLに相当，ブドウ糖（1＋）は，100mg/dL，蛋白（1＋）は，30mg/dLとするような統一化の方針が出ている．

表　項目別の異常の原因・判定の注意

項目	原因	判定にあたっての注意
蛋白	糸球体障害，尿細管障害，尿路異常，糸球体で濾過される低分子蛋白の産生過剰	アルカリ尿で偽陽性あり．アルブミン以外の蛋白は検出されにくい．
潜血	尿中の赤血球，尿中ヘム（ヘモグロビン尿，ミオグロビン尿）	還元剤（ビタミンCなど）で偽陰性
ブドウ糖	高血糖，腎排泄閾値低下（腎性糖尿）	
pH	酸塩基平衡異常，尿路感染	細菌による尿素分解でアンモニア発生
ウロビリノーゲン	肝・胆道疾患，溶血性貧血，便秘，発熱などで反応が上昇．閉塞性黄疸，腎不全，急性下痢症，抗生剤投与時などで低下．	薬物による偽陽性あり．
ビリルビン	直接型ビリルビンの増加	薬物による偽陽性あり．また血清ビリルビン値と必ずしも並行しない．
白血球（好中球）	尿中好中球増加	薬剤による偽陰性
ケトン体	脂質代謝亢進によるケトン体産生	薬剤による偽陽性

専門医からのアドバイス

● スポーツの直後は，健常者でも蛋白，潜血が陽性になることがあります．とくに定性検査では，1回の検査だけで異常と判断せず，必ず後日，再検査し，確認しなければなりません．

（大生定義）

1. 一般検査 / 2. 尿検査

尿沈渣

urinary sediment

基準値

下表参照
（原則的には，尿には有形成分は認めないはずではあるが，通常とは異なる状況で有形成分が観察される．）

ポイント

1. 赤血球
- 多くの腎・尿路疾患（炎症，腫瘍，外傷，結石など）と出血性疾患のときに認められる．
- 糸球体に病変があると変形をきたし，コブ状，ドーナツ状，有棘状など変形（dysmorphic）赤血球と呼ばれる．
- 一方，糸球体病変によらないものは，円盤状，金平糖状など，浸透圧やpHの影響で変形はしているが，均一である（isomorphic）．血尿があった時に，変形の違いにより，前者は腎臓内科，後者は泌尿器科にまず受診させるなどの振り分けをすることがある．
- 女性では，月経血液の混入で血尿を生じることがあるので，注意を要する．

2. 白血球
- ごく少数の白血球は正常尿にもある（しかしせいぜい女性でも1～2個/HPF．異常白血球の95％は好中球であり，腎から尿道の炎症の存在を意味する．
- 好酸球の増多は，間質性腎炎・アレルギー性膀胱炎など．
- リンパ球の増多は，乳糜尿・移植腎の拒絶反応時などにみられる．

3. 上皮細胞
- 尿細管に由来する尿細管上皮，腎盂・尿管・膀胱・内尿道口近くに由来する移行上皮，外尿道口近くに由来する重層扁平上皮が主である．
- その他，卵円形脂肪体，封入体細胞などもみられることがある．

4. 円柱
- 尿細管から分泌されるムコ蛋白，少量のアルブミン，糸球体濾過物，細胞などが形成する円筒状の物質を円柱という．
- 円柱の出現は，尿細管における尿の流れの停滞を示唆し，腎実質（尿路は含まず）の病変の存在を示す．

5. 結晶
- 尿中の塩の排泄は，体内の塩類の代謝，酸塩基平衡のほかに尿のコロイド状態にも関係するとされ，結晶の量は必ずしも，尿中の塩の濃度に比例するものではない（表を参照）．

6. その他
- 精子,酵母,寄生虫などが認められるが,寄生虫卵以外は臨床的意義は低い.

表 尿沈渣所見の陽性基準

沈渣成分	陽性とすべき所見
赤血球	≧5個/HPF(≧20個/μL)
白血球	
上皮細胞	扁平上皮を除くすべての上皮(移行上皮,尿細管上皮,円柱上皮)が多数出現
特殊な上皮細胞	すべて(卵円形脂肪体,封入体細胞,異型細胞 など)
大食細胞(マクロファージ)	≧1個/HPF
円柱	少数(<1個/HPF)の硝子円柱を除くすべて
結晶	病的結晶(シスチン,チロシン,ロイシン,ビリルビン,コレステロール,DHA結晶など) 正常結晶だが,多量(2+以上)の時.(尿酸,シュウ酸カルシウム結晶など)
細菌	≧1+(≧5/HPFの桿菌・球菌)
真菌	すべて(*Candida albicans*など)
原虫	すべて(トリコモナス原虫など)
寄生虫	すべて(ビルハルツ住血吸虫卵など)

👍 専門医からのアドバイス
- 血球,上皮細胞,円柱,結晶は健康成人で出現するものもあります.沈渣成分があるからといって,ただちに病的とはいえません.

(大生定義)

便潜血反応

fecal occult blood test

基準値
定性検査（化学法・免疫法）陰性
定量検査（免疫法）100 ng/mL 未満
（ただしこれを超える健常者もいる）

ポイント
- 血液成分の検出には通常，化学法と免疫法がある．
  化学法：グアヤック法，オルトトリジン法
  　　　　ヘモグロビンやヘムのペルオキシダーゼ様活性を利用する．比較的安価で感度は優れているが，食事（肉・魚・緑黄色野菜）や薬剤（鉄剤・抗潰瘍薬・アスコルビン酸）の摂取で偽陽性を示すことがある．
  免疫法：抗ヒトヘモグロビン抗体を用いる方法
  　　　　上部消化管出血の陽性頻度は低い．免疫法が陽性になったときは，大腸以下からの出血をまず考えればよい．

検査上の注意点

①新鮮な自然排泄が望ましい．浣腸の際はグリセリンを避けて採取，便器や洗剤に接していないところを採る．
②時間を置かないで検査：便中のヘモグロビンは細菌や便中の酵素により変性しやすい．すぐに検査できない時は，冷暗所に保存する．
③採便量が多すぎても，少なすぎても，偽陰性・偽陽性をきたすことがある．

陽性をきたす疾患

腫瘍	大腸癌，大腸ポリープなど
炎症	潰瘍性大腸炎，クローン病，薬剤関連性腸炎，感染性腸炎，腸結核，アメーバなど
その他	出血傾向，虚血性腸炎，痔など

専門医からのアドバイス

- とくに免疫法で陽性を呈した場合は，一度は下部消化管内視鏡検査を行うべきです．

（大生定義）

1. 一般検査 / 2. 糞便検査

寄生虫・虫卵および原虫の検査
parasite examination, examination of parasite eggs, protozoal examination

基準値 検出されず

ポイント
- 海外旅行者の増加やグルメ志向，ペットの飼育などで，寄生虫や原虫による疾患も多様化している．
- 海外渡航，熱帯病流行地からの入国に伴って，マラリア，赤痢アメーバ，ランブル鞭毛虫などの原虫，マンソン・ビルハルツ住血吸虫などの寄生虫が持ち込まれている．
- 寄生虫疾患の診断は，患者の状況を把握したうえで，糞便検査，血液検査，喀痰検査，内視鏡検査，抗体検査，病理検査などを用いるが，この項では，糞便検査とマラリアに対する血液検査について述べる．

糞便検査法

- 虫体検出法：便に水を加えながら，順次濾過して，残渣を鏡検する．虫体や頭節，片節などを確認する．
- 虫卵検出法：直接塗抹法（卵の数が多ければ，これでも良い．薄層塗抹，セロファン厚層塗抹法など）
集卵法（卵の数が少ない場合はこのほうが良い．沈殿法，浮遊法）
- セロファンテープ肛門法：ギョウ虫卵，条虫卵などの検出．

寄生虫・原虫感染症の免疫学的検査

①皮内反応：肺吸虫・日本住血吸虫など，組織寄生性のものの診断に役立つ．
②酵素免疫測定法（ELISA）：ほぼすべての寄生虫が検出可能である．
③生検：虫卵排出が無く，皮内反応もできない場合は，症状が出現した組織内の虫体検出を試みる．
④マラリアの免疫学的診断法
　抗原検出法：熱帯熱マラリアのHistidine-Rich Protein2（HERP2），マラリア原虫特有のLDH（p LDH）を検出するものがある．
　PCR法：種々の方法が開発されている．

専門医からのアドバイス

- 虫卵，幼虫，シスト，オーシスト，栄養型虫体を認めれば異常と判定されます．便中への排泄や分布が一定でないこともあるので，疑いがある場合は，検査を繰り返すべきです．

（大生定義）

1. 一般検査 / 3. 髄液検査

髄液検査

cerebrospinal fluid analysis

基準値

外観：水様無色透明　　比重：1.005～1.009（15℃）
pH：7.31～7.34　　初圧：60～170 mmHg（側臥位）
細胞数：単核球<5/μL　　蛋白：15～45 mg/dL
糖：血糖の1/2～2/3

ポイント

髄圧
- 髄圧の正常値は，側臥位で60～170 mmHgである．坐位では200～400 mmHg程度を示すが，坐位での測定意義は少ない．
- 側臥位で40 mmHg以下では低髄液圧，200 mmHg以上では頭蓋内圧亢進と考えてよい．
- Queckenstedt試験は，髄圧が上昇しない時に陽性とする．圧迫して10秒以内に100 mmHg以上髄圧は上昇し，圧迫の解除で速やかに（10秒以内）元に戻る．Queckenstedt陽性は，クモ膜下腔が閉鎖していることを意味する．

比重・pH
- 15℃で1.005～1.009，pH7.31～7.34が正常である．

外観
- 無色透明で水様を示していることが正常である．
- 黄色透明液はキサントクロミーであり，1週間以内のクモ膜下出血を意味する．
- 黄疸（総ビリルビン15 mg/dL以上）や髄液蛋白の上昇（150 mg/dL以上）でも，同様の所見を呈する．

細胞数
- 細胞数の基準値は，単核球で<5/μLである．
- 細胞数の増多は，感染，稀に白血病細胞の浸潤を意味する．
- 多核球増加は細菌性髄膜炎でみられるが，多くのウイルス性髄膜炎でも，発症急性期には同様に多核球優位となる．
- 神経ベーチェット病や亜急性散在性脳脊髄炎などでも，急性期には，単核球優位の細胞数増多を認めることがある．

蛋白
- 髄液蛋白は，腰椎部で15～45 mg/dLが正常値である，脳室に近いほど低値となる．これは，脊髄部では髄液は産生されず，吸収されるのみであることによる．

糖
- 髄液中の糖は，血糖の1/2～1/3であり，40～70 mg/dL程度である．

- 髄液検査を実施した時は,できるだけ同時に血糖を測定することが望ましい.ただし,血糖値が髄液に反映されるのは1〜2時間後であることを考慮する必要がある.

専門医からのアドバイス

- 髄液中の糖は,採取直後から急速に減少します.特に髄液中細胞数が多い場合に低下が著しいので,採取後はただちに測定することが望まれます.
- 採取直後に検査ができない場合,糖,蛋白,免疫グロブリン,オリゴクロナールバンド,ミエリン塩基蛋白,抗体などの測定を目的とする検体は,4℃冷蔵保存します.
- 培養検査を目的とする検体では,髄膜炎菌が考えられる時は,室温保存.その他の細菌,結核菌,真菌が考えられる時は,4℃保存します.
- 頭蓋内圧亢進状態では,髄液検査は禁忌もしくは慎重にすべきで,画像所見や眼底所見を参考にする必要があります.

(木村哲也)

2. 血液検査

2. 血液検査 1. 血球の検査

赤血球/Hb/Ht/（赤血球指数）
Red blood cell / hemoglobin / hematocrit / erythrocyte index

基準値		男 性	女 性
	ヘモグロビン（Hb）	13〜18 g/dL	12〜16 g/dL
	ヘマトクリット（Ht）	40〜52 %	35〜47 %
	赤血球数（RBC）	440〜590×10^4/μL	380〜520×10^4/μL
	MCV	80〜100 fL	
	MCH	26〜34 pg	
	MCHC	32〜36 g/dL	

ポイント
- 貧血と赤血球増加症の有無とその程度を調べるために行われる．

MCVによる貧血の分類

小球性貧血（MCV≦80）	正球性貧血（MCV=81〜100）	大球性貧血（MCV≧101）
1. 鉄欠乏性貧血 2. 感染，炎症，腫瘍に伴う貧血 3. サラセミア 4. 鉄芽球性貧血 5. 無トランスフェリン血症	1. 急性出血 2. 溶血性貧血 3. 骨髄低形成 ・再生不良性貧血 ・赤芽球癆 4. 二次性貧血 ・腎性貧血，・内分泌疾患 5. 白血病 6. 骨髄異形成症候群	1. 巨赤芽球性貧血 ・ビタミンB$_{12}$欠乏 （悪性貧血，胃切除後など） ・葉酸欠乏 2. 肝障害に伴う貧血 3. 網赤血球増加 （急性出血，溶血性貧血） 4. 白血病 5. 骨髄異形成症候群

専門医からのアドバイス

- 貧血をみたらMCVの大小に注目して，鑑別診断を行います．
- 小球性貧血（MCV 80以下）の代表的な疾患は，「鉄欠乏性貧血」です．
- 大球性貧血（MCV 100以上）の代表的な疾患は，ビタミンB$_{12}$欠乏や葉酸欠乏による「巨赤芽球性貧血」です．

（岡田　定）

2. 血液検査 / 1. 血球の検査

網赤血球（数）

reticulocyte

基準値
網赤血球比率：0.4〜2.0％（4〜20‰）
網赤血球数　：$2.4〜8.4×10^4/\mu L$

ポイント
- 網赤血球とは，赤芽球が成熟して脱核したばかりの幼若な赤血球であり，網赤血球の値は骨髄での赤血球産生の指標になる．

網赤血球数の異常を示す疾患と病態

増 加	減 少
溶血性貧血 出血 貧血からの回復期	骨髄低形成 　再生不良性貧血，赤芽球癆 鉄欠乏，ビタミンB_{12}・葉酸の欠乏 腎不全 甲状腺機能低下症 慢性炎症性疾患

専門医からのアドバイス

- 網赤血球の値をみることにより，骨髄の赤血球産生能を間接的に把握できます．
- 例えば，抗癌剤による骨髄抑制からの回復期や，悪性貧血に対してビタミンB_{12}投与後数日で網赤血球の増加がみられます．

（岡田　定）

2. 血液検査 / 1. 血球の検査

白血球/白血球分類
white blood cell / leukocyte classification

基準値		絶対数（/μL）	比率（%）
	白血球	3,500〜9,800	100
	好中球	2,000〜7,500	34〜80
	桿状核球	100〜2,000	0〜18
	分葉核球	1,100〜6,100	27〜72
	好酸球	40〜400	0〜10
	好塩基球	10〜100	0〜3
	リンパ球	1,500〜4,000	19〜59
	単球	200〜800	0〜12

ポイント
- 白血球には，好中球，リンパ球，好酸球，単球，好塩基球の5種類がある．
- 白血球は，生体の全臓器組織と密接な関係を持ち，各種の刺激による影響を受けやすく，様々な疾患，病態により異常を起こす．
- したがって，白血球数とその分画の検査は，日常診療上必要不可欠なことが多い．

好中球の異常

- 好中球増加（7,500/μL以上）を示す代表的疾患は，感染症，炎症である．
- 核の右方移動（核の過分葉）は巨赤芽球貧血でみられる．
- 好中球減少（1,500/μL以下）を示す代表的疾患は，抗腫瘍薬使用による骨髄抑制である．
- 好中球数が500μ/L以下になると，重症感染症（とくに敗血症）の危険が高くなる．

好中球の異常を示す疾患

増　加	減　少
・感染症，炎症，組織破壊 　細菌感染，喫煙，手術，火傷，心筋梗塞 ・薬剤 　ステロイド，エピネフリン，G-CSF ・代謝異常 　尿毒症，痛風，アシドーシス，子癇	・感染症 　重症敗血症，腸チフス，ウイルス感染症 ・薬剤 　抗腫瘍薬，抗甲状腺薬，フェノチアジン ・放射線照射 ・SLE

・血液疾患 　慢性骨髄性白血病，真性赤血球増加症 ・急性出血，急性溶血 ・悪性腫瘍	・血液疾患 　再生不良性貧血，悪性貧血，急性白血病，骨髄異形成症候群 ・脾機能亢進症

リンパ球の異常

- リンパ球増加（4,000μ/L以上）を示す代表的疾患は，各種ウイルス感染症であり，減少する疾患の代表はHIV感染症である．
- HIV感染症では，疾患の進展に伴いCD4リンパ球が著減する．

リンパ球の異常を示す疾患

増 加	減 少
・感染症 　ウイルス感染症（麻疹，風疹，ムンプス，伝染性単核球症，肝炎）百日咳，結核，トキソプラズマ，梅毒 ・血液疾患 　慢性リンパ性白血病，マクログロブリン血症 ・副腎機能不全 ・クローン病，潰瘍性大腸炎	・感染症 　結核，肺炎，HIV感染 ・薬剤 　ステロイド，免疫抑制薬，抗腫瘍薬 ・放射線照射 ・血液疾患 　悪性リンパ腫，再生不良性貧血 ・SLE

好酸球の増加

- 好酸球増加（700μ/L以上）を示す代表的疾患は，アレルギー性疾患であるが，他にも様々な疾患が原因になる．
- 原因不明の好酸球増加をみることも稀ではなく，診断に苦慮することが多い疾患として，アレルギー性肉芽腫性血管炎，好酸球性筋膜炎，好酸球性血管性浮腫，HESなどがある．

好酸球増加を示す疾患

アレルギー性疾患	薬剤アレルギー，気管支喘息，アトピー性皮膚炎，蕁麻疹，アレルギー性鼻炎，好酸球性血管性浮腫
寄生虫疾患	エキノコッカス症，回虫症，日本住血吸虫症，肺吸虫症，フィラリア症

皮膚疾患	天疱瘡，類天疱瘡
膠原病および血管炎	多発性動脈炎，アレルギー性肉芽腫性血管炎（Churg-Strauss症候群），好酸球性筋膜炎，関節リウマチ
呼吸器疾患	好酸球性肺浸潤（PIE）症候群
肉芽腫性疾患	Wegener肉芽腫症，サルコイドーシス
消化器疾患	好酸球性胃腸炎，潰瘍性大腸炎，クローン病
内分泌疾患	副腎機能不全，甲状腺機能亢進症
血液疾患	慢性骨髄性白血病，真性赤血球増加症，悪性リンパ腫
悪性腫瘍	肺癌
Hypereosinophilic syndrome（HES）	

単球・好塩基球の増加，異型リンパ球

- 単球増加を示す代表的疾患には，結核，慢性骨髄単球性白血病がある．
- 好塩基球増加を示す代表的疾患には，慢性骨髄性白血病がある．
- 異型リンパ球を認める代表的疾患は，伝染性単核球症である．

単球・好塩基球の増加を示す疾患	
単球	・感染症：結核，感染性心内膜炎，腸チフス ・血液疾患：慢性骨髄単球性白血病，悪性リンパ腫 ・膠原病 ：SLE，関節リウマチ ・急性感染症回復期 ・顆粒球減少症とその回復期 ・サルコイドーシス ・潰瘍性大腸炎
好塩基球	・アレルギー ・血液疾患：慢性骨髄性白血病，真性赤血球増加症，骨髄異形成症候群，ホジキンリンパ腫 ・甲状腺機能低下症 ・潰瘍性大腸炎 ・水痘

異型リンパ球を認める疾患
・伝染性単核球症・ウイルス性感染症・重症感染症・自己免疫性疾患・薬剤性

類白血病反応，leukemoid reaction

- 類白血病反応とは，白血病以外で
①白血球数が，5万以上，②末梢血中に骨髄芽球が出現，③骨髄球以前の幼若顆粒球が5%以上，などがみられる現象．

類白血球反応を認める疾患

- **顆粒球増加**：重症感染症，敗血症，肝膿瘍
　　　　　　　悪性腫瘍（特に大腸癌，腎癌）
　　　　　　　重症熱傷
　　　　　　　中毒
　　　　　　　顆粒球減少症の回復期
　　　　　　　急性出血，急性溶血
- **リンパ球増加**：伝染性単核球症，ウイルス感染症
　　　　　　　悪性腫瘍（特に胃癌，乳癌）
- **単球増加**　　：結核

leukoerythroblastosis（白赤芽球症）

- leukoerythroblastosisとは，末梢血に幼若顆粒球と赤芽球が出現する現象で，代表的疾患は悪性腫瘍の骨髄転移である．

leukoerythroblastosisを認める疾患

- 悪性腫瘍の骨髄転移
- 造血器腫瘍：白血病，リンパ腫，多発性骨髄腫，骨髄異形成症候群
- 骨髄線維症
- 急性出血，急性溶血
- 粟粒結核
- 血栓性血小板減少性紫斑病

👍 専門医からのアドバイス

●検診などで，しばしば無症状の軽度の白血球増加を指摘されますが，原因の多くは喫煙に伴う反応性の白血球増加症です．稀に慢性骨髄性白血病（CML）の初期のこともあります．

（岡田　定）

2. 血液検査 / 1. 血球の検査

血小板数

platelet count

基準値 15〜40万/μL

ポイント
- 内科領域において出血傾向を示す病態と関連して、①血小板、②血管壁、③凝固線溶系の3つの要素がある.
- 血小板が減少した場合、皮膚や粘膜の表在性出血をきたしやすく、このような症例において、血小板の算定は必要不可欠の検査である.
- 血小板の異常は、血液疾患のみならず感染症、肝疾患、あるいは膠原病などでも認められることがある.

高いとき（程度別）		低いとき（原因別）		
高度増加 ≧60万/μL	・本態性血小板血症 ・慢性骨髄性白血病 ・真性多血症など	骨髄における産生低下（無効造血を含む）		・急性白血病、再生不良性貧血、巨赤芽球性貧血、骨髄異形成症候群、無巨核球性血小板減少症、抗癌剤や放射線照射の副作用、癌の骨転移など
軽度および中等度増加 <60万/μL	・真性多血症 ・摘脾後 ・急性出血後の回復期 ・化学療法後の造血回復期 ・鉄欠乏性貧血など	末梢における破壊亢進	免疫学的機序	・特発性血小板減少性紫斑病、全身性エリテマトーデス（SLE）、薬剤性血小板減少症、輸血後紫斑病、新生児血小板減少症など
			非免疫学的機序	・血栓性血小板減少性紫斑病、溶血性尿毒症症候群、播種性血管内凝固症候群など
		脾へのpooling増加		・肝硬変、バンチ症候群、ゴーシェ病など
		血小板喪失		・大量出血後

👍 専門医からのアドバイス

- 病歴聴取の際,肝疾患やリウマチ性疾患の既往,分娩時や抜歯時の異常出血の有無などを確認します.
- 血小板減少症では,身体所見として下腿に点状出血や紫斑を認めることが多いので,よく観察します.寝たきりの例では,背中に出血斑が無いか確認します.
- 血小板2万/μL以下の時は,頭蓋内出血や消化管出血など,致命的な出血をきたす可能性があります.安静度を慎重に検討します.
- 筋肉内注射は,筋肉内血腫をきたす危険性がありますので,血小板数が,5万/μL以下の時は,注意する必要があります.

(井上孝文)

2. 血液検査 / 2. 止血・血栓検査

出血時間

bleeding time

基準値
Duke法：1～3分，6分以上を異常値とする
Simplate Ivy法：3～10分，12分以上を異常とする

ポイント
- 人工的に皮膚に一定の切創を作り，止血するまでに要する時間を測定する検査である．
- 一次血栓形成に関与する因子（血小板数，血小板機能，血管壁機能，von Willebrand因子など）の異常が，総合的に反映される．

延長するとき

1. **血小板数減少**

2. **血小板機能異常**
   a) 先天性：血小板無力症，Bernard-Soulier症候群，von Willebrand病，ストレージプール病など
   b) 後天性：アスピリンや非ステロイド系抗炎症薬の服用者，尿毒症，造血器腫瘍など

3. **血管壁の異常**
   Ehlers-Danlos症候群，遺伝性出血性細血管拡張症（オスラー病）など

👍 専門医からのアドバイス

- 血小板数減少時は，出血時間が著しく延長し，なかなか止血しません．あえて実施する意義はありませんので，オーダーしてはいけません．
- 血小板機能異常が疑われた場合は，既往歴（抜歯時，手術時，外傷時の止血状況）や家族歴について詳細に聴取する必要があります．
- その他，薬剤性による二次性のものにも留意し，非ステロイド系抗炎症薬や血小板凝集抑制薬等の服用歴がないかどうかの問診をすることも大切です．

（井上孝文）

2. 血液検査 / 2. 止血・血栓検査

PT/APTT

prothrombin time / activated partial thromboplastin time

基準値

プロトロンビン時間（PT）：
- 10〜13秒（正常対照の2秒以上の延長は異常）
- 70〜120%（活性%）
- 0.85〜1.2（プロトロンビン比）
- 1±0.1 INR

活性化部分トロンボプラスチン時間（APTT）：30〜45秒（あるいはコントロール＋10%）

ポイント

- PT（プロトロンビン時間）は，血漿中の外因系凝固機構に関する凝固因子の異常を総合的に検査する方法である．
- APTT（活性化部分トロンボプラスチン時間）は，内因系凝固機構に関する凝固因子の異常を総合的に検査する法である．

	APTT延長	APTT正常
PT延長	共通系凝固因子欠乏 異常フィブリノゲン血症，無フィブリノゲン血症 ビタミンK欠乏症，重症肝障害 播種性血管内凝固症候群（DIC） 循環抗凝血素（第V因子インヒビターなど） ヘパリン過量投与時 ワルファリン過量投与時	外因系凝固因子欠乏症（第Ⅶ因子欠乏症） ワルファリン投与中
PT正常	内因系凝固因子欠乏症（血友病A，血友病Bなど） von Willebrand病 ループスアンチコアグラントの存在 循環抗凝血素（第Ⅷインヒビターなど） 治療量のヘパリン投与中	（PTおよびAPTT正常だが出血傾向あり）血小板，血管系の異常，第ⅩⅢ因子欠乏症

専門医からのアドバイス

- PTはPT-INR（international normalized ratio）で表示するのが一般的です．とくに，ワルファリンによる経口抗凝固療法時のコントロール指標として頻用されています．概ねPT-INR 1.5〜3.5を目標にワルファリン投与量を決定します．

（和田秀穂）

2. 血液検査 / 2. 止血・血栓検査

トロンボテスト/ヘパプラスチンテスト

thrombo test / hepaplastin test

基準値
トロンボテスト（Owren法）：70%以上
ヘパプラスチンテスト　　　：70～130%

ポイント
- トロンボテスト，ヘパプラスチンテストは，ほぼプロトロンビン時間（PT）と同等の意義を有する検査である．
- トロンボテストは，内因性凝血阻害因子であるPIVKAの影響を含めた血液凝固能を測ることができるので，以前は経口抗凝固薬（ワルファリン）のモニタリングに用いられた．
- ヘパプラスチンテストは，肝臓の凝固因子産生能の低下を検出するのに適するとされ，肝機能検査として用いられてきた．
- 現在では，国際標準法であるPT-INRが，一般的に用いられている．

高いとき
1. 高ビタミンK含有食品の摂取
2. 経口避妊薬の投与
3. 妊婦や高脂血症などの凝血亢進状態

低いとき
1. **先天性**：先天性第Ⅱ，Ⅶ，Ⅹ因子欠乏症
2. **後天性**：
   ①ビタミンK欠乏症
   　（乳児ビタミンK欠乏症，新生児出血性疾患）
   ②ビタミンK吸収障害
   　（胆道閉塞症，吸収不良症候群）
   ③ビタミンK利用障害
   　（肝硬変，劇症肝炎，肝細胞癌などの肝疾患）
   ④播種性血管内凝固症候群（DIC）
   ⑤循環抗凝血素（第Ⅶ因子インヒビターなど）
3. **薬剤性**：①ワルファリンの投与，②経口摂取不十分な患者に強力な広域抗菌薬を投与した場合

専門医からのアドバイス

- PT-INRが一般化され繁用されるようになり，トロンボテスト・ヘパプラスチンテストはともに実施されることが少なくなっています．

（和田秀穂）

2. 血液検査 / 2. 止血・血栓検査

フィブリノゲン

fibrinogen

基準値 200～400 mg/dL

ポイント
- フィブリノゲンは，肝細胞で産生され，その半減期は3～4日である．加齢や妊娠でも経時的に増加傾向を示す．
- フィブリノゲンは，肝硬変のような重症の肝障害では蛋白合成能の低下により減少する．

高いとき 400 mg/dL 以上

① acute phase reactantとして：感染症，悪性腫瘍，脳血栓，心筋梗塞，手術，妊娠など
② 糖尿病
③ ネフローゼ
④ エストロゲン製剤内服中
⑤ 新鮮凍結血漿（FFP），フィブリノゲン製剤の大量投与後

低いとき 200 mg/dL 以下

先天性減少
- 無および低フィブリノゲン血症（常染色体性劣性遺伝）
- 異常フィブリノゲン血症の一部．

後天性減少
① 生成障害：重症肝障害（100mg/dL以下は稀）
② 消費の亢進：DIC・血栓症・大量出血・蛇毒製剤の使用など．
③ 線溶亢進：一次線溶と二次線溶とがある．
④ 薬剤性：とくにL-アスパラキナーゼ

専門医からのアドバイス

- 一般にフィブリノゲン濃度が60 mg/dL以下では，凝固時間が延長し出血傾向が現れます．700 mg/dLを超すと，血栓傾向が現れるといわれています．
- DICでは，消費の亢進と線溶亢進とが重なり，フィブリノゲンは著減します．

（岡野こずえ，山田　治）

FDP/D-ダイマー
fibrin-fibrinogen degradation products / D-dimer

基準値
① ラテックス凝集法　　　　：＜15μg/mL
② ラテックス免疫比濁法　　：＜100ng/mL
③ レーザーネフェロメトリー法：＜15μg/mL
④ 酵素免疫測定法　　　　　：＜0.68μg/mL

ポイント
- フィブリン/フィブリノゲン分解産物（FDP）はフィブリンおよびフィブリノゲンがプラスミンにより分解されてできる．
- FDPの増加する疾患の中で，最も著明な増加を示すのはDICである．
- DICでなくても，血管内のフィブリン形成が増加している病態ではFDPは高値となる．
- D-ダイマーは，フィブリノゲン分解（一次線溶）では認められず，その増加は血管内血栓形成を反映する良い指標である．

高いとき
- 播種性血管内凝固症候群（DIC）
- 血栓疾患：
  ①血栓性静脈炎　②心筋梗塞　③肺梗塞　④血栓性血小板減少性紫斑病
  ⑤抗リン脂質抗体症候群　⑥種々の炎症性疾患　⑦妊娠中毒症
  ⑧転移を伴う悪性腫瘍
- 血栓溶解治療時：ウロキナーゼやt-PA
- 尿中FDPの増加：腎疾患，腎移植時拒絶反応

（岡野こずえ，山田　治）

2. 血液検査 / 2. 止血・血栓検査

アンチトロンビンIIIと
トロンビン-アンチトロンビン複合体

antithrombin-III (AT-III) / thrombin-antithrombin complex : TAT

基準値
AT-III：80〜120％　基準値は試薬により異なる
TAT：0.1〜1.8mL（一般的には3.0以上を異常値）

ポイント
- 血液凝固は，フィブリノゲンにトロンビン（IIa）が作用することでフィブリンが形成され，さらに第XIII因子の働きで，フィブリンが重合して，安定化フィブリンになることで止血が終了する．
- 生命を維持するためには，出血に対処する止血機能が重要であるが，同時に血液の流動性を維持するための抗血栓機能が備わっている．
- 後者の役割を担う因子がantithrombin-III（ATIII），proteinC，proteinS，TFPI（tissue factor pathway inhibitor）等である．このうちATIIIが最も強い凝固阻止作用を示す．
- TATの値は，直接検出できないトロンビンの量に相関する．

	高いとき	低いとき
AT-III	治療経過（臨床的経過）：AT補充法，ヘパリン抗凝固療法のモニター	先天性AT-III欠乏症，DIC，重症感染症およびMOF，肝機能不全，ネフローゼ症候群
TAT	血栓性疾患（脳梗塞，肺塞栓，深部静脈血栓など），DICをもたらす基礎疾患，重症肝炎，妊娠中毒症，悪性腫瘍，糖尿病合併症，体外循環後，血液透析時，血栓症での線溶剤注入時など．	

👍 専門医からのアドバイス

- 採血に手間どると，TATが上昇し，偽高値となるため，注意が必要です．
- 採血は空腹時に，駆血時間を長引かせることなく手早く行います．真空採血管では2本目以降にし，可能な限り組織液の混入を避けるよう留意して下さい．

（岡野こずえ，山田　治）

3. 血液生化学検査

3. 血液生化学検査 — 1. 血清蛋白

血清総蛋白

serum total protein : TP

基準値　総蛋白：6.7〜8.3 g/dL（ビューレット法：自動分析法）

ポイント
- 肝実質障害の際には，程度に応じてこれら蛋白の産生に異常をきたすことから，血漿（血清）蛋白濃度は肝機能を反映する検査として重視されている．
- 肝疾患以外でも栄養障害，ネフローゼ症候群等で血清総蛋白濃度は低下する．
- 血清総蛋白濃度が8.5g/dL以上を高蛋白血症，6.0g/dL以下を低蛋白血症と呼ぶ．

総蛋白が高いとき（高蛋白血症）

多発性骨髄腫
脱水（見かけ上の高値）

総蛋白が低いとき（低蛋白血症）

肝での合成低下：重症肝炎・劇症肝炎，肝硬変
栄養不足：栄養障害，飢餓
体外・血管外への喪失：ネフローゼ症候群，蛋白漏出性胃腸症，重症下痢，火傷
消費・破壊の亢進：慢性炎症，悪性腫瘍，火傷

👍 専門医からのアドバイス

- 蛋白質を大量に摂取しても，血清総蛋白が基準値を超えて高値を示すことは，まずありません．著しい高蛋白血症をみた時は，M蛋白の出現を疑って，蛋白分画を調べる必要があります．

（石橋大海）

3. 血液生化学検査 / 1. 血清蛋白

血清蛋白分画

protein fractionation

基準値

セルロースアセテート膜電気泳動法
分画	%	g/dL
アルブミン	58.0〜71.0 %	3.5〜5.5 g/dL
α_1-グロブリン	2.0〜4.0 %	0.4〜0.8 g/dL
α_2-グロブリン	6.0〜11.0 %	0.6〜0.9 g/dL
β-グロブリン	6.0〜10.0 %	0.8〜1.4 g/dL
γ-グロブリン	9.0〜20.0 %	0.9〜1.5 g/dL

ポイント

- 血清蛋白は,現在100種類以上存在することが知られている.
- 電気泳動法により,アルブミン,α_1-グロブリン,α_2-グロブリン,β-グロブリン,γ-グロブリンの5つの分画に分けることができる.
- 各分画の増減を,相対的に,あるいは絶対量の変化を捉えることによって,各分画に含まれる蛋白の増減を推定できる.
- また種々の病態における蛋白動態の変化を把握することができる.

分画	高いとき	低いとき
アルブミン		重症肝炎,肝硬変,急性・慢性炎症,ネフローゼ症候群
α_1グロブリン	急性炎症	α_1アンチトリプシン欠損症,重症肝炎・肝硬変
α_2グロブリン	ネフローゼ症候群・急性炎症	重症肝炎・肝硬変
βグロブリン		重症肝炎・肝硬変
γグロブリン	肝硬変,膠原病,慢性炎症,多発性骨髄腫	免疫不全症

専門医からのアドバイス

- 分画値の増減だけでなく,デンシトメトリのパターンを観察することにより,M蛋白血症を発見することができます.

(石橋大海)

3. 血液生化学検査　1. 血清蛋白

免疫電気泳動
immunoelectrophoresis

ポイント
- 特にM蛋白（特定の免疫グロブリンが単クローン性に増加したもの）血症を呈する，多発性骨髄腫，原発性マクログロブリン血症の診断には，不可欠な検査である．
- 尿の免疫電気泳動も実施されるが，その目的は以下の2つである．
  ① 尿中ベンス・ジョーンズ蛋白を検出する．
  ② 尿蛋白の組成の概略を把握する．

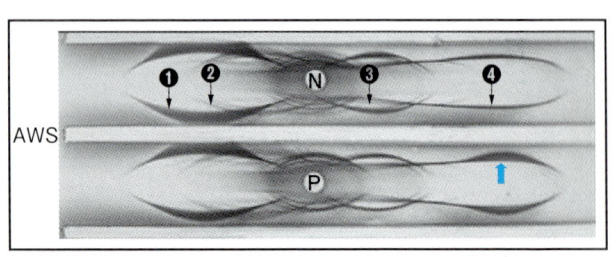

多発性骨髄腫（IgG型）の免疫電気泳動所見
N：正常血清（対照）　P：患者血清　AWS：抗ヒト全血清
❶：アルブミン　❷：α_1-アンチトリプシン　❸：トランスフェリン
❹：IgG
患者血清中にはIgG位に，多量のM蛋白が存在する（↑）．

単クローン性の高γグロブリン血症	多クローン性の高γグロブリン血症
多発性骨髄腫 原発性マクログロブリン血症 MGUS（monoclonal gammopathy of undetermined significance）	慢性肝炎・肝硬変などの肝疾患 膠原病 慢性炎症など

👍 専門医からのアドバイス
- ハプトグロビン，セルロプラスミン，補体など，個々の蛋白の増減についても，免疫電気泳動で概要の把握は可能ですが，定量検査を実施するほうが，より確実です．

（村上純子）

3. 血液生化学検査 / 2. 窒素化合物

尿素窒素（BUN）

blood urea nitrogen

基準値 8〜20 mg/dL

ポイント
- 血中尿素窒素（BUN）は，クレアチニン，尿酸などとともに，蛋白質の終末代謝産物である含窒素化合物である．
- 血中尿素窒素は腎機能の指標として用いられ，糸球体濾過量の低下する腎不全状態でBUNは上昇するが，腎機能以外の多くの要因でも変化する．

高いとき	低いとき
① 腎不全 ② 脱水 ③ 利尿薬 ④ 高蛋白食 　アミノ酸輸液 ⑤ 異化亢進 　発熱，火傷，甲状腺機能亢進症， 　ステロイドホルモン，絶食，癌， 　重症感染症 ⑥ 消化管出血	① 肝不全 ② 低蛋白食 ③ 蛋白同化ホルモン ④ 妊娠

👍 専門医からのアドバイス

- BUNは，性差が明らかな検査の一つで，女性は，男性より10〜20％低い値を示します．
- BUNは腎前性の因子の影響を受けやすいので，BUNのみで腎機能を評価はしてはなりません．
- クレアチニン値に比して，BUN高値が目につく場合は，脱水，高蛋白摂取，蛋白異化亢進をきたす病態，消化管出血など，その原因を探ることが大切です．

（鈴木隆夫）

3. 血液生化学検査 / 2. 窒素化合物

クレアチニン

creatinine

基準値
男性：0.60〜1.10mg/dL
女性：0.40〜0.80mg/dL

ポイント

- クレアチニンは，クレアチンおよびリン酸クレアチンが非酵素的反応によって一定の比率でクレアチニンに変換されてできる．
- リン酸クレアチン，クレアチンはその98％が筋肉内に存在する．
- クレアチニンは，腎外の排泄や尿細管での再吸収や分泌がほとんどなく，大部分が糸球体から濾過される．それゆえ，血清クレアチニンは糸球体濾過量に依存し，腎機能のおおよその指標となる．
- 腎疾患が進行し糸球体障害をきたすと，糸球体濾過量は低下し，血清クレアチニン値は上昇する．

高いとき

1. 糸球体濾過量の低下
   - 急性糸球体腎炎
   - 慢性糸球体腎炎
   - 急性腎不全
   - 慢性腎不全
   - うっ血性心不全
   - ショック
   - 脱水
2. 筋細胞腫大
   - 末端肥大症
   - 巨人症
3. その他
   - 溶血
   - 薬剤

低いとき

1. 尿中排泄量の増加
   - 尿崩症
   - 妊娠
2. 筋委縮
   - 筋ジストロフィー
   - 甲状腺疾患
   - 長期臥床
3. 産生障害
   - 肝障害

👍 専門医からのアドバイス

- クレアチニン産生量は筋肉総量と相関しますので，血清クレアチニン値は，一般に女性の方が男性に比し，低値を示します．
- ACE阻害薬のような降圧薬の使用時に，糸球体濾過量が低下して，血清クレアチニン値が高くなる場合があります．

（鈴木隆夫）

3. 血液生化学検査 / 2. 窒素化合物

クレアチニンクリアランス (Ccr)
creatinine clearance

基準値 ＊下記参照

ポイント

- 腎機能を評価する際に最も信頼されている検査は糸球体濾過量 (GFR) である．
- GFRとCin (イヌリンクリアランス) は等しい．
- GFRの低下とともにクレアチニンの尿細管からの分泌が増加するので，CcrはCinよりも若干高値になる．
- Ccr/Cinは，Cin 80 mL/分以上で1.16，Cin 40〜80 mL/分で1.57，Cin 40mL/分 以下で1.92となる．このことに十分留意してCcrを使用することが大切である．

$$Ccr = (Ucr \times V / Scr) \times 1.73 / A$$

Ucr：尿中クレアチニン (mg/dL)
Scr：血清クレアチニン (mg/dL)
V：尿量 (mL)，A：体表面積 (㎡)，1.73：日本人の標準体表面積

- 現在の日本人 (25歳) の平均体表面積は，男性：1.765㎡，女性：1.505㎡で，日本腎臓学会は，国際的には平均体表面積値1.73を補正値として用いるとしている．
- 体表面積の補正係数は，男女間や年代間に差があり，クレアチニンクリアランスの基準範囲についても，男女別，年齢別に求めたほうが好ましい．
- Ccrの測定のためには，正確に蓄尿することが必要である．
- 蓄尿法には24時間法，2時間法がある．2時間法では500 mLの飲水負荷を行うため，Ccrを実際より増加させる．したがって，24時間法の方が真のGFRに近似するので望ましい．

＊基準値は，しいて言えば，70〜130 mL/分ですが，性，年齢により相違があります．

(鈴木隆大)

3. 血液生化学検査 / 2. 窒素化合物

尿酸

uric acid

基準値
男性 3.0〜7.0 mg/dL
女性 2.5〜6.0 mg/dL

ポイント
- 尿酸は，核酸・プリン・ヌクレオチド代謝系の最終代謝産物である．
- 尿酸は，糸球体で濾過され，尿細管での再吸収・分泌を経て，最終的に，糸球体濾過量の約10％が尿中に排泄される．

高いとき	低いとき
1. 一次性高尿酸血症 ①産生過剰型（痛風） ②尿酸排泄低下型 ③混合型	1. 尿酸産生低下による場合 （1）特発性尿酸産生低下型低尿酸血症 （2）キサンチン尿症 （3）重症肝障害
2. 二次性高尿酸血症 ①産生過剰型 （1）Lesch Nyhan症候群（HGPR Tase欠損），その他の酵素異常症，（2）高プリン食摂取，（3）白血病，悪性リンパ腫など，（4）尋常性乾癬，（5）熱傷，広汎な炎症，（6）甲状腺機能低下性ミオパチー ②排泄低下型 （1）腎不全，（2）薬剤（サイアザイド，ループ利尿薬，ピラジナミドなど），（3）アシドーシス，糖尿病，（4）バーター症候群 ③混合型 糖原病（G・6-Pase欠損と乳酸産生による）	2. 尿酸排泄亢進による場合 （1）特発性腎性低尿酸血症 （2）ファンコニ症候群 （3）ウィルソン病 （4）アルコール中毒

専門医からのアドバイス

- 腎機能低下を伴わない高尿酸血症では，尿酸排泄促進薬が主として用いられます．
- 腎機能低下時には，尿酸合成抑制薬を使用します．腎機能が低下している場合に，尿酸排泄促進薬を用いると尿酸結石が生成され，さらに腎機能が悪化する可能性があるからです．

（鈴木隆夫）

3. 血液生化学検査 / 2. 窒素化合物

アンモニア

ammonia

基準値 80〜40μg/dL

ポイント
- 経口的に摂取された蛋白質は，主に大腸内の細菌によって分解され，アンモニア（NH₃）を生ずる．
- NH₃は腸管から吸収され，門脈を介して肝に運ばれ，肝の尿素サイクルで代謝され尿素となり，尿中に排泄される．
- 血中NH₃の増減は，腸管内のNH₃の産生量と，肝におけるNH₃処理能力によって決まる．

高いとき

① 門脈圧亢進（短絡のある場合），肝硬変，肝癌，劇症肝炎，肝性脳疾患，ライ（Reye）症候群，住血吸虫症，門脈血栓
② 尿素サイクル酵素の欠乏
③ その他：慢性白血病，ショック

👍 専門医からのアドバイス

- NH₃が増加すると意識障害（肝性脳症）をきたすので，NH₃を測定しながら経過を観察し，処置を考えるのが検査の目的です．
- 便秘，高蛋白食，消化管出血などは，高アンモニア血症を増悪させます．

（西崎　統）

3. 血液生化学検査 / 3. 酵素および関連物質

ビリルビン

bilirubin

基準値

酵素法（自動分析法）
総ビリルビン　0.2～1.1 mg/dL
直接型　0～0.3 mg/dL　　間接型　0～0.8 mg/dL

ポイント

- ビリルビン（bilirubin）の測定は，生成亢進をきたす血液疾患，細胞障害や排泄障害をきたす肝疾患の診断・病態の把握に重要な検査法である．
- 間接型の増加は，溶血や肝細胞の抱合障害，直接型の増加は，抱合されたビリルビンの排泄・流出障害を意味する．
- 間接型・直接型を区別することで，どの部位での障害かを把握することが可能である．

	高いとき
総ビリルビン	肝細胞障害，肝内胆汁うっ滞，胆管炎，閉塞性黄疸，体質性黄疸，溶血性貧血
間接ビリルビン	**溶血性貧血**：薬剤性溶血性貧血，アルコール性肝硬変に伴う溶血性貧血（Zieve症候群），遺伝性球状赤血球症，自己免疫性溶血性貧血，異常ヘモグロビン血症，サラセミア **重症肝障害**：劇症肝炎 **体質性黄疸**：ギルバート病，Crigler, Naijar症候群（成人の場合はⅡ型肝炎症後高ビリルビン血症 **生理的**：長期の絶食
直接ビリルビン	**肝細胞障害**：急性肝炎・劇症肝炎（ウイルス性・薬剤性），アルコール性肝炎，慢性肝炎増悪期，自己免疫性肝炎活動期，肝硬変，肝硬変末期，うっ血肝 **肝内胆汁うっ滞**：胆汁うっ滞性肝炎，薬剤性胆汁うっ滞，原発性胆汁性肝硬変，原発性硬化性胆管炎 **閉塞性黄疸**：胆管癌，胆管結石，乳頭部癌，膵頭部癌 **体質性黄疸**：デュビン-ジョンソン症候群，ローター症候群

👍 専門医からのアドバイス

- 総ビリルビン（T）に対する直接ビリルビン（D）の比（D/T比）は，劇症肝炎の重症度の指標として用いられています．
- 溶血性黄疸では，尿中ビリルビンは陰性です．

（石橋大海）

3. 血液生化学検査 / 3. 酵素および関連物質

AST/ALT

aspartate aminotransferase / alanine aminotransferase

基準値
JSCC（日本臨床化学会）準拠法（自動分析法）
AST（GOT） 13～33 IU/L
ALT（GPT） 6～30 IU/L

ポイント
- AST，ALTは肝細胞中に高濃度に含まれているため，肝臓が障害されると，血液中に逸脱して，血清AST，ALTの上昇をきたすので，肝障害の有力な指標とされる．
- しかしASTは，心筋，骨格筋，腎にも肝と同様に高比活性で含まれており，これらの臓器，組織障害でも高値をとる．
- ALTは特に肝に多く含まれており，肝細胞障害における特異性が高い．

異常値を示すとき

AST＞ALT	**肝細胞障害**：急性肝炎（初期）・劇症肝炎早期，自己免疫性肝炎，肝硬変，うっ血肝，アルコール性肝障害，薬剤性肝障害 **心筋障害**：急性心筋梗塞 **骨格筋障害**：筋炎（多発性筋炎） **溶血疾患**：溶血性貧血
AST＜ALT	**肝細胞障害**：急性肝炎・劇症肝炎後期，慢性肝炎，脂肪肝（過栄養性），薬剤性肝障害，ショック肝，急性胆管炎

👍 専門医からのアドバイス

- 肝障害の種類や程度を判別するためには，血清総蛋白，血清アルブミン，ビリルビン，LD，ALPおよびγ-GTなどの胆道系酵素など，他の肝機能の検査値も併せて考える必要があります．
- 肝炎が慢性の経過をとる場合は，AST＜ALTとなり，肝硬変になるとAST＞ALTとなりますので指標として用いられます．

（石橋大海）

ALPとALPアイソザイム

alkaline phpshatase, ALP isozymes

基準値	（成人） 15～359 IU/L　成人×3 IU/L　(JSCC準拠法：自動分析法) 3～10 KA-U　11～30 KA-U　(King-King法)	（小児）

ポイント
- ALPはいわゆる"胆道系酵素"の一つとして胆汁流出障害の有無を知る目的とともに，肝の局在病変の有無，骨の破壊新生などを知る指標として重要である．

高いとき

小児期：骨新生によるもので病的意義はない
肝障害：急性肝炎，慢性肝炎，肝硬変，肝細胞癌，うっ血肝
胆汁流出障害（胆汁うっ滞）：急性胆管炎，急性胆汁うっ滞（胆汁うっ滞性ウイルス性肝炎，薬剤性胆汁うっ滞）・慢性肝内胆汁うっ滞（原発性胆汁性肝硬変，原発性硬化性胆管炎，薬剤性胆汁うっ滞，胆汁うっ滞性肝炎），閉塞性黄疸（胆管癌，胆管結石，乳頭部癌，膵頭部癌）
限局性肝障害：転移性肝癌，肝腫瘍，肉芽性肝障害
骨疾患：骨肉腫，副甲状腺機能亢進症，くる病，骨軟化症，転移性骨腫瘍
甲状腺機能亢進症，慢性腎不全，悪性腫瘍（骨・肝転移）

低いとき

先天性の低アルカリフォスファターゼ血症においてのみ病的意義がある．

血清アイソザイムの臓器起源と臨床的意義

アイソザイム	臓器起源	臨床的意義
ALP1	肝	閉塞性黄疸・限局性肝障害
ALP2	肝	肝・胆道疾患（成人）
ALP3	骨	骨生成性疾患（小児）
ALP4	胎盤，癌	妊娠末期，癌（0.1％以下）
ALP5	小腸	血液型B・O型，肝硬変
ALP6	肝，骨	免疫グロブリン結合型

👍 専門医からのアドバイス

- 成長期にある小児では，骨由来のALPにより，基準値が成人に比べて約3倍の値になります．
- バセドウ病でも高くなります．

（石橋大海）

3. 血液生化学検査 / 3. 酵素および関連物質

LAP

leucine aminopeptidase

基準値 35〜75 IU/L（L-ロイシン-p-ニトロアリニド基質法）

ポイント
- LAPは，ロイシンアミノペプチターゼをいう．
- 主として肝疾患の指標として利用されているが，リンパ球に異常を示す疾患でも上昇する．

	高値を示す場合，考えられる肝胆膵疾患
正常域〜中等度上昇	急性肝炎，慢性肝炎，肝硬変，脂肪肝，薬剤性肝炎，肝癌，限局性肝疾患，胆道系疾患（良性および悪性），急性膵炎，膵癌
高度上昇	急性肝炎，肝癌，限局性肝疾患，閉塞性黄疸，胆道系疾患（良性および悪性），膵癌
その他上昇する疾患	悪性リンパ腫，白血病，膠原病，マイコプラズマ肺炎，悪性黒色腫，ウイルス感染症（麻疹，風疹，伝染性単核球症），薬疹，ネフローゼ症候群，妊娠

👍 専門医からのアドバイス

- LAPは，胆道系酵素の一つですが，胆管閉塞の指標としての反応性（鋭敏度）はγ-GTに劣るため，あまり用いられないようになってきています．

（司城博志）

3. 血液生化学検査 / 3. 酵素および関連物質

γ-GT

γ-glutamyl transpeptidase

基準値 <47 IU/L（γ-グルタミルニトロアニリド基質法）

ポイント
- 正常肝のγ-GT活性は低いが，種々の病的状態や薬物，アルコール摂取で誘導され，肝，血清での活性は増加する．
- 各腫瘍疾患のスクリーニングおよび経過観察を行うのに有用で，ルーチンの肝機能検査の一つである．

高値を示す場合，考えられる疾患	
正常域	慢性肝炎（非活動期），肝硬変，特発性門脈圧亢進症
軽度上昇	急性肝炎，慢性肝炎（非活動期），肝硬変，薬物性肝障害，脂肪肝（非アルコール性），限局性肝障害（肝腫瘍，肝膿瘍），胆道疾患（胆石症），肝細胞癌，肝内胆汁うっ滞（PBC，PSC，薬物性）
中等度上昇	慢性肝炎（活動性），肝硬変（活動性），アルコール性肝障害，肝外閉塞性黄疸，肝内胆汁うっ滞（PBC，PSC，薬物性）肝細胞癌，転移性肝癌，腎梗塞
高度上昇	アルコール性肝障害，肝外閉塞性黄疸，肝内胆汁うっ滞（PBC，PSC，薬物性），肝細胞癌，転移性肝癌

専門医からのアドバイス

- 肝内胆汁うっ滞，肝細胞障害の時は，γ-GTの上昇と同時に，多くの場合，黄疸を伴います．
- 原発性・転移性肝癌，肝膿瘍では，γ-GTの上昇があっても黄疸が無いことが多くみられます．

（司城博志）

3. 血液生化学検査 / 3. 酵素および関連物質

コリンエステラーゼ (ChE)
cholinesterase

基準値
男性　203～460 IU/L
女性　179～354 IU/L

ポイント
- コリンエステラーゼ (ChE) は，コリンエステルを，コリンと有機リンに加水分解する反応を触媒する酵素である．
- 主に肝疾患の経過観察や肝予備能 (肝疾患の重症度) を判定するために行う．
- 悪性疾患や消耗性疾患患者の全身状態や栄養状態の判定，外科的侵襲の程度の判定，有機リン中毒の診断と重症度の判定などにも使用される．

高いとき	低いとき	
脂肪肝，急性肝炎の回復期，肥満，ネフローゼ症候群，肝癌 (一部)，糖尿病，高リポ蛋白血症 (タイプ4, 5)，甲状腺機能亢進症，遺伝性高ChE血症 (C5異変)	高度低下	有機リン中毒，肝硬変 (非代償期)，肝癌 (末期)，遺伝性血清ChE異常症，悪性腫瘍，栄養障害
	中等度低下	急性肝炎，慢性肝炎，肝硬変，肝癌，栄養障害，肝膿瘍，消耗性疾患，栄養不良，急性感染症，悪性腫瘍，心不全，貧血，妊娠中毒症，甲状腺機能低下症

専門医からのアドバイス

- ChEは施設により測定法，基準値が異なるので，まず各施設の基準値を確認する必要があります．
- ChEは個人差が大きく基準値の範囲も広いため，他検査との比較や経過観察が必要となります．

(司城博志)

LDとLDアイソザイム
lacatate dehydrogenase (LD) and LD isozymes

基準値	LD UV法：JSCC標準化対応法：120〜245U/L LDアイソザイム（電気泳動法）： LD1 20〜32％，LD2 28〜35％，LD3 21〜27％，LD4 6〜13％，LD5 4〜14％（BMLによる．検査施設ごとの基準値を参照すること）
ポイント	●乳酸脱水素酵素は，LD（またはLDH）と略される．各種臓器（肝，心，肺，腎，筋，血球など）や悪性腫瘍の細胞質に存在する酵素である． ●AST，ALT同様，細胞の障害に伴って血液中に逸脱するが，全身に広く分布するため，由来の特定は困難である．障害臓器を絞るには，アイソザイムが役立つ．

高いとき	
LDが，組織の変性や破壊で逸脱する場合	筋疾患，心筋梗塞，肺梗塞，急性肝炎，慢性肝炎，肝硬変，悪性貧血，溶血性貧血，心不全，腎不全，ウイルス感染症，甲状腺機能低下症
LDが，腫瘍により産生されている場合	白血病，リンパ腫，悪性腫瘍（胃癌，大腸癌，肝癌，胆管癌，子宮癌，前立腺癌，精巣腫瘍，肉腫など）
その他	新生児，妊娠（軽度上昇），採血後の溶血

LD分画の異常とその疾患	
LD1，2の増加	心筋梗塞，腎梗塞，溶血，悪性貧血
LD2，3の増加	リンパ腫，白血病，悪性腫瘍，肺梗塞，膵炎，筋疾患
LD2〜5の増加	悪性腫瘍
LD5の増加	肝疾患

専門医からのアドバイス
●溶血や全血放置により高値となります．
●進行癌や悪性の血液疾患で，異常高値を示すことがあります．

（伊藤愼芳）

3. 血液生化学検査 / 3. 酵素および関連物質

CKとCKアイソザイム
creatine kinase (CK) and CK isozymes

基準値

CK UV法（GSCC準拠法）：男性　50〜230 U/L
　　　　　　　　　　　　女性　50〜210 U/L
CK-MB CLIA法：7.5ng/mL以下
電気泳動法：CK1（BB） 0〜2%　CK2（MB） 0〜6%
　　　　　　CK3（MM） 87〜98%
（BMLによる．各施設ごとの基準値を参照すること）

ポイント

- クレアチンキナーゼ（CK）は，クレアチンフォスフォキナーゼ（CPK）とも称される．
- CKは筋肉の収縮に関与する酵素で，骨格筋，平滑筋，心筋，脳に多く含まれている．異常高値はこれらの臓器の障害を示唆している．

高いとき	低いとき
心疾患：急性心筋梗塞，心筋炎，心膜炎 **筋疾患**：横紋筋融解症，筋炎，筋ジストロフィー，周期性四肢麻痺，皮膚筋炎，アルコール性ミオパチー，運動ニューロン疾患，筋無力症，外傷，壊死，熱傷，凍傷，薬剤性，運動後 **内分泌疾患**：甲状腺機能低下症，副甲状腺機能低下症，糖尿病	甲状腺機能亢進症，関節リウマチ，ステロイド治療，妊娠

CK-BBの出現	脳挫傷，髄膜炎，悪性腫瘍（食道癌，胃癌，大腸癌，肝癌，肺癌，乳癌，前立腺癌ほか）
CK-MBの出現	心疾患（急性心筋梗塞，心筋炎ほか） ライ（Reye）症候群，一酸化炭素中毒，開心術後
CK-MMの出現	筋疾患（筋ジストロフィー，多発性筋炎ほか），悪性高熱症，周期性四肢麻痺，甲状腺機能低下症

専門医からのアドバイス

- 筋由来の酵素なので，けいれん，運動，咳き込み，筋肉注射などで高値を示す場合もあります
- 中枢神経組織にはCKが多量に含まれますが，血液－脳関門があるため，脳血管障害，脳炎などで，血中CK活性が上昇することは，ほとんどありません．

（伊藤愼芳）

アミラーゼとアミラーゼアイソザイム
amylase and amylase isozymes

基準値

JSCC標準化対応法：アミラーゼ　酵素法
　血清：39〜134 U/L
　随時尿：57〜813 U/L
膵型アミラーゼ（免疫阻害法）　血清　17〜50 U/L
アイソザイム分画　（血清）　　　　（尿）
（電気泳動法）　　P：30〜60%　　P：55〜90%
　　　　　　　　S：40〜70%　　S：10〜45%
（BMLによる．各施設ごとの基準値を参照すること）

ポイント

- アミラーゼは，でんぷんやグリコーゲンなどの糖類を分解する消化酵素で，α-1,4グルコシド結合に作用する．
- アミラーゼは唾液腺と膵臓で産生されるが，アイソザイム（唾液腺型，膵型）が異なる．
- 血液，尿で測定され，主として膵炎などの膵疾患の診断に用いられる．
- 膵疾患か否かを判別するためには，膵由来のアミラーゼが上昇していることを確認する必要がある．
- 必要に応じ，膵型アミラーゼの検査，他の膵酵素（リパーゼ，エラスターゼ）などの検査も行われている．

高いとき
膵の組織破壊：膵炎
膵液のうっ滞：膵石，膵癌
唾液腺疾患：唾液腺炎，耳下腺炎
異所性アミラーゼ産生腫瘍：肺癌，卵巣癌，大腸癌など
腎障害：腎不全
他：マクロアミラーゼ

低いとき
分泌の低下：慢性膵炎，膵切除後，膵癌，唾液腺摘出後，シェーグレン症候群

👍 専門医からのアドバイス
- 急性膵炎の場合，アミラーゼ値の程度と重症度は必ずしも一致しないことに注意が必要です．

（伊藤愼芳）

3. 血液生化学検査 / 3. 酵素および関連物質

リパーゼ

lipase

基準値 17〜57 U/L（酵素法）

ポイント
- ヒト膵リパーゼは，膵腺細胞で合成される糖蛋白で，脂肪酸エステルの加水分解を行う消化酵素である．
- 障害の程度に応じた上昇を示すことも多いが，重症度とは必ずしも一致しない．
- 通常リパーゼとして測定されているものは膵リパーゼで，臨床的には膵由来と考えてよく，特異性が高いことが有用な点である．

高いとき
急性膵炎，慢性膵炎，膵仮性嚢胞，膵損傷，膵癌，良性乳頭狭窄，乳頭部癌，胆管癌，総胆管結石症，消化性潰瘍，腸閉塞，腹膜炎，肝障害，腎障害，腎不全，マクロリパーゼ

低いとき
慢性膵炎，膵癌，糖尿病，膵大量切除後状態，膵嚢胞線維症，膵リパーゼ欠損症

専門医からのアドバイス
- 稀ですが，リパーゼ産生膵腺細胞癌が存在し，リパーゼの異常高値の他，関節痛，皮下脂肪壊死などの特異な臨床所見を呈することがあります．

（伊藤愼芳）

3. 血液生化学検査 / 3. 酵素および関連物質

トロポニンT

troponin T

基準値

心筋トロポニンT　　陰性（簡易キット）
　　　　　　　　　0.10 ng/mL以下（ECLIA法）

ポイント
- トロポニンT，I，Cは，トロポニン複合体を形成し，筋肉の収縮調節を行う構造蛋白である．
- 心筋のトロポニンTとトロポニンIは，骨格筋のトロポニンとはアミノ酸組成が異なるので，その異常は心筋に特異的である．
- トロポニンTの場合，心筋梗塞の発症から3～6時間で上昇が始まり，11～18時間でピークとなり，異常が10日程度続くとされる．

トロポニンの上昇

心筋梗塞：心筋に特異的 ↑

👍 専門医からのアドバイス

- 心筋梗塞発症後，トロポニンが異常高値を示すまで3～6時間のタイムラグがありますので，発症直後の超急性期の検査では，陰性となることがあります．
- 超急性期のマーカーとしては，ミオグロビンまたは，H-FABPが有用です．

（伊藤愼芳）

3. 血液生化学検査 / 3. 酵素および関連物質

ミオグロビン

myoglobin

基準値
陰性（簡易キット）
血清　60 ng/mL 以下（CLIA法）
尿　　10 ng/mL 以下（RIA・2抗体法）

ポイント
- ミオグロビンは、心筋および骨格筋の筋細胞のヘム蛋白で、ヘモグロビンから酸素を受取り、筋組織に提供する役目を果たしている。
- ミオグロビンの上昇は、心筋または骨格筋の障害を示している。
- 心筋梗塞の際の上昇は、発症後1～3時間から認められ、6～9時間で最大となり、18～24時間で消失する。
- 心筋梗塞以外でも上昇することがあり、横紋筋融解症、筋ジストロフィー、筋炎などの筋疾患や、運動、甲状腺機能低下症、悪性高熱症など、いろいろな疾患（状態）で上昇を認める。

ミオグロビンの上昇

心筋梗塞、横紋筋融解症、筋ジストロフィー、筋炎、運動、甲状腺機能低下症、悪性高熱症

専門医からのアドバイス

- 心筋梗塞超急性期のマーカーとしては、ミオグロビンまたは、H-FABPが有用です。

（伊藤愼芳）

3. 血液生化学検査　4. 脂質および関連物質

総コレステロール

total cholesterol

基準値　150〜220 mg/dL（酵素法）

ポイント
- コレステロールは，主に肝臓で生合成され，トリグリセリド（TG）とともにVLDLとして血中に分泌される．
- LDLは，コレステロールを末梢組織に運搬する役割をもつリポ蛋白である．
- 一般に，血中コレステロールは，LDLコレステロールが約75％，HDLコレステロールが25％を占める．

	高いとき	低いとき
原発性	家族性高コレステロール血症，家族性アポ蛋白B-100異常症，家族性複合型高脂血症，家族性Ⅲ型高脂血症，原発性高カイロミクロン血症，家族性Ⅴ型高脂血症，コレステロールエステル蓄積症，家族性高HDL血症	合成・吸収障害：無βリポ蛋白血症，低βリポ蛋白血症，アポ蛋白B異常症 異化・排泄促進：アポ蛋白B異常症
二次性	内分泌代謝疾患：甲状腺機能低下症，クッシング症候群，肥満，神経性食思不振症，妊娠 肝疾患：閉塞性黄疸，肝癌 腎疾患：ネフローゼ症候群 薬剤：ステロイドホルモン，サイアザイド	合成・吸収障害：慢性肝炎，肝硬変，慢性膵炎，慢性腎炎，吸収不良症候群，アジソン病，悪性腫瘍の一部 異化・排泄促進：甲状腺機能亢進症，貧血，白血病，リンパ腫，脾腫，感染症

👍 専門医からのアドバイス

- コレステロールは日内変動，食事の影響が少ないため，食後の採血でも評価できます．
- 日本動脈硬化学会の作成した「動脈硬化性疾患ガイドライン2007年版」によると，従来の高脂血症という呼称は，脂質異常症と変更されました．
- 同ガイドラインでは，脂質異常症の診断基準や管理目標には，総コレステロールではなく，LDLコレステロールが用いられています．

（和田典男）

3. 血液生化学検査 / 4. 脂質および関連物質

HDLコレステロール

high density lipoproteincholesterol

基準値 40〜70 mg/dL（沈殿法）

ポイント
- HDLは，比重1.063〜1.210の高密度のリポ蛋白で，末梢から肝臓へのコレステロールの逆転送に重要な役割を果たしている．
- このHDL分画中に存在するコレステロールをHDLコレステロールと称する．

	高いとき	低いとき
原発性	家族性CETP欠損症 HTGL欠損症 アポC-Ⅲ異常症	アポA-Ⅰ欠損症，アポA-Ⅰ/C-Ⅲ/Ⅳ欠損症，アポA-Ⅰ異常症，Tangier病，魚眼病，家族性HDL血症，LCAT欠損症
二次性	原発性胆汁性肝硬変 薬剤（ニコチン酸，クロフィブレート，インスリン，フェニトイン，エストロゲン），妊娠，運動，やせ	薬剤（プロブコール，サイアザイド，β-遮断薬，男性ホルモン） 喫煙，食事（高糖質食，多価不飽和脂肪摂取過多），運動不足，肥満，急性および慢性肝炎，慢性膵炎，貧血，腎不全，感染症，アミロイドーシス

👍 専門医からのアドバイス

- HDLコレステロールは，日内変動，食事の影響が少ないので，食後の採血でも評価できます．
- 日本におけるメタボリックシンドロームの診断基準の1項目に，HDL 40 mg/dL未満があります．

（和田典男）

LDLコレステロール

low density lipoproteincholesterol

基準値

直接測定法（ホモジニアスアッセイ）　70〜139 mg/dL
高コレステロール血症　140 mg/dL
境界域　120〜139 mg/dL　　適正域　120 mg/dL未満

ポイント

- 低比重リポ蛋白（LDL）は，肝臓で合成され，コレステロールの末梢への輸送を行っている．
- LDLコレステロールは，血清コレステロールのうち，LDL分画中に存在するコレステロールを測定したものである．
- LDLは強力な動脈硬化疾患の危険因子であり，脂質異常症や動脈硬化性疾患の診断・治療を行うのに，最も良い指標である．

Friedewaldの換算式

LDLコレステロール＝総コレステロール－HDLコレステロール－トリグリセリド／5

（12時間以上絶食．トリグリセリド400mg/dL以上では，正確に評価できない）

	高いとき	低いとき
原発性	家族性高コレステロール血症，家族性アポ蛋白B-100異常症，家族性複合型高脂血症，家族性Ⅲ型高脂血症，原発性高カイロミクロン血症，家族性Ⅴ型高脂血症	合成・吸収障害：無βリポ蛋白血症，低βリポ蛋白血症，アポ蛋白B異常症 異化・排泄促進：アポ蛋白B異常症
二次性	内分泌代謝疾患：甲状腺機能低下症，クッシング症候群，肥満，神経性食思不振症，妊娠 肝疾患：閉塞性黄疸，肝癌 腎疾患：ネフローゼ症候群 薬剤：ステロイドホルモン，サイアザイド	合成・吸収障害：慢性肝炎，肝硬変，慢性膵炎，慢性腎炎，吸収不良症候群，アジソン病，悪性腫瘍の一部 異化・排泄促進：甲状腺機能亢進症，貧血，白血病，リンパ腫，脾腫，感染症

専門医からのアドバイス

- 現在，高コレステロール血症の診断や治療目標には，総コレステロールより，LDLコレステロールが用いられるようになっています．

（和田典男）

3. 血液生化学検査 / 4. 脂質および関連物質

トリグリセリド

triglyceride

基準値 50～150 mg/dL

ポイント
- トリグリセリド(TG)は，グリセロールに脂肪酸がエステル結合したものであり，血中の中性脂肪(モノグリセリド，ジグリセリド，トリグリセリド)の90%以上がTGとして存在する．
- TGはエネルギー源として重要であり，また余剰のTGは脂肪組織に貯蔵される．

	高いとき	低いとき
原発性	家族性LPL欠損症，家族性アポC-Ⅱ欠損症，家族性複合型高脂血症，家族性Ⅲ型高脂血症，家族性高トリグリセリド血症，家族性Ⅴ型高脂血症	無βリポ蛋白血症，家族性低βリポ蛋白血症
二次性	**食事性**：高エネルギー食，高脂肪食，高飽和脂肪食，アルコール摂取 **代謝疾患**：糖尿病，糖原病，痛風，肥満 **内分泌疾患**：甲状腺機能低下症，クッシング症候群，末端肥大症，下垂体機能低下症，妊娠 **肝・胆・膵疾患**：Zeive症候群，閉塞性黄疸，急性および慢性膵炎 **腎疾患**：ネフローゼ症候群，尿毒症 **血液疾患**：高度の貧血，多発性骨髄腫 **その他**：LPLに対する自己抗体 **薬剤**：サイアザイド，β遮断薬，コレスチラミン，エストロゲン，ステロイドホルモン	**内分泌疾患**：甲状腺機能亢進症，アジソン病，下垂体機能低下症 **肝・膵疾患**：慢性肝炎，肝硬変，慢性膵炎 **消化器疾患**：吸収不良症候群 **その他**：癌の末期，心不全 **薬剤**：ヘパリン，デキストラン硫酸

専門医からのアドバイス

- 明らかな日内変動があり食後に著しく上昇するので，正確に評価するためには，一晩絶食のうえ，空腹時の採血をする必要があります．
- TGが1000 mg/dL以上の著明な高値になると，膵炎を起こす危険があります．
- 高TG血症は，HDLコレステロール低下など他の因子と合併して，動脈硬化性疾患の危険因子となります．

(和田典男)

3. 血液生化学検査　4. 脂質および関連物質

リポ蛋白

lipoprotein

基準値
α　30～51%　　preβ　6～25%
β　34～54%　　カイロミクロン　0%　　（電気泳動法）

ポイント
- リポ蛋白は，脂質を肝臓や末梢組織に運搬する担体である．
- 血清中の脂質は，ほとんどがリポ蛋白として存在している．
- 血清脂質濃度の異常増加である脂質異常症は，高リポ蛋白血症とも呼ばれる．

		カイロミクロン	VLDL	IDL	LDL	HDL$_2$	HDL$_3$
比重		<0.96	0.96～1.006	1.006～1.019	1.019～1.063	1.063～1.015	1.125～1.210
電気泳動		原点	preβ	midband	β	α	α
組成	トリグリセリド	85%	55	24	10	5	4
	コレステロール（エステル）	5%	12	33	37	18	12
	コレステロール（遊離）	2%	7	13	8	6	3
	リン脂質	6%	18	12	22	29	23
	蛋白質	2%	8	18	23	42	58
アポ蛋白の組成		A（12%） B（23%） D（65%）	B（37%） C（50%） E（13%）	B（78.8%） （C） （E）	B（98%）	A（I 67%） （II 22%） C（8%） （E）	A C （E）

👍 専門医からのアドバイス

- リポ蛋白分画の測定法は超遠心法を基本としますが，臨床検査では，電気泳動法，沈殿法，カラムクロマトグラフィー，免疫化学法などが用いられます．
- 電気泳動法では，HDLはαリポ蛋白に，VLDLはPreリポ蛋白に，LDLはβリポ蛋白にそれぞれ相当します．

（和田典男）

3. 血液生化学検査 / 5. 糖質および関連物質

血糖値

blood sugar plasma glucose

基準値 65〜105 mg/dL（空腹時採血）

ポイント
- 血糖検査は，血液中のグルコース濃度を測定するもので，高血糖，低血糖疾患の診断に用いられる．
- 血糖調節は，主として内分泌ホルモンにより行われ，血糖を低下させるのは，膵臓のβ細胞で合成されるインスリンである．
- インスリンが不足すると高血糖になり，過剰なら低血糖になる．

	高いとき	低いとき
	糖尿病：1型，2型，他の糖尿病	インスリン分泌過剰：インスリノーマ，インスリン自己免疫症候群，ロイシン過敏性低血糖，糖尿病妊婦より生まれた新生児
内分泌疾患	先端巨大症，クッシング症候群，甲状腺機能亢進，グルカゴノーマ，褐色細胞腫，原発性アルドステロン症，プロラクチノーマ，妊娠，ストレス	下垂体機能低下症，成長ホルモン欠乏症，ACTH単独欠損症，グルカゴン欠損症，副腎皮質機能不全症
代謝性疾患	肥満，脂質異常症，過剰栄養，低糖質食，飢餓，低K血症	アルコール低血糖症，ガラクトース，フルクトース代謝異常症，グリコーゲン代謝異常，糖原病
糖処理機構	胃切除後，膵炎，膵癌，膵摘，肝炎，肝硬変，ヘモクロマトーシス，筋ジストロフィー	胃切除後症候群，特発性機能性吸収後低血糖症候群，膵外巨大腫瘍，erythroblastosis fetalis
遺伝障害	嚢胞性腺腫，シュミット症候群，ハンチントン舞踏病，ダウン症候群，ターナー症候群，クラインフェルター症候群	
薬剤性	サイアザイド系利尿剤，ダイアゾキサイド	レセルピン，プロプラノロール，テオフィリン，MAO阻害薬

👍 専門医からのアドバイス

- 血糖値は，食事，運動，ストレスなどのいろいろな因子によって変動します．

（板東　浩）

3. 血液生化学検査 / 5. 糖質および関連物質

糖負荷試験 (75g OGTT)
oral glucose tolerance test

基準値
糖尿病型の診断基準：空腹時　140 mg/dL以上
　　　　　　　　　2時間値　200 mg/dL以上

ポイント
- 経口ブドウ糖負荷試験（oral glucose tolerance test：OGTT）は，糖尿病の診断の目的で行われる．
- 空腹時血糖が126 mg/dL以上，または2時間値あるいは随時血糖が200 mg/dL以上なら，糖尿病型と判定される．
- また，軽症の糖尿病で上記基準を満たさない場合や，高血糖をきたしやすい疾患や薬剤を使用している場合に，75g OGTTを行って診断することがある．

高いとき
（前頁に掲載）
甲状腺機能亢進では，腸管からの吸収が速いので，短時間に著しい高値を示し，2時間値では，血中の代謝も速いため負荷前の正常値に復する．

低いとき
（前頁に掲載）
GTTに対する血糖の上昇が低いのは，腸管からの吸収が遅い場合や，正常者における反応の場合など．

専門医からのアドバイス
- 糖負荷試験を行う場合，検査前の数日間は通常の食生活をさせることが大切です．
- 採血は通常0・30・60・(90)・120・(180) 分に行いますが，その間は坐位で安静を保つことが大切で，喫煙も禁止します．
- GTTの血糖曲線は，被検者の摂食状態，汗腺，精神的興奮などにより影響を受けます．
- 軽症から重症糖尿病になると，次第にインスリン分泌が低下し，その結果，血糖の上昇が著明になります．

（板東　浩）

3. 血液生化学検査 / 5. 糖質および関連物質

グリコヘモグロビン (HbA1c)
glycohemoglobin

基準値 4.3〜5.8%

ポイント

- ブドウ糖は，血中の蛋白質と非酵素的に結合して糖化蛋白を作る．グリコヘモグロビン（HbA1c）は，ヘモグロビン（Hb）に，ブドウ糖を主とする単糖類が非酵素的に結合したもので glycated Hb とも呼ばれる．
- HbA1cの産生量は，赤血球の寿命と，血中ブドウ糖濃度に依存する．
- 赤血球の寿命は，通常120日であり，HbA1cは過去1〜2ヵ月の血糖レベルを反映すると考えられる．実際の検討から，過去1ヵ月の血糖レベルと最も良く相関する．
- 糖尿病患者HbA1c値は，過去1ヵ月間の血糖コントロール状態を反映する指標として広く活用されている．

高いとき

大部分は糖尿病．（血糖が高いほど，その期間が長いほど上昇する）
再生不良性貧血，尿毒症，アスピリンやアスコルビン酸大量摂取，アルコール多飲など

低いとき

インスリノーマなど．（低血糖が長く続いた場合）
溶血性貧血，鉄欠乏性貧血，腎性貧血などの赤血球寿命の短縮を伴う病態や，肝硬変など

👍 専門医からのアドバイス

- HbA1cは，Hbを含む赤血球を検査するので，当然検体は全血でなくてはなりません．
- HbA1cは，いずれの時間帯に採血しても大きな変化は無いので便利です．
- わが国のHbA1c値は，世界に先駆けて，精度管理や国内での標準化が進んでいます．
- 2010年7月1日から，糖尿病の診断基準に用いられる値が，6.1%（JDS）になりました．
- 諸外国で使用されているHbA1c値は，わが国の値より0.4%高く，今後検討が必要です．

（板東　浩）

3. 血液生化学検査 / 5. 糖質および関連物質

フルクトサミン/グリコアルブミン
fructosamine / glycoalbumin

基準値
フルクトサミン　205〜285 μmol/L
グリコアルブミン　11.3〜16.7 %

ポイント
- ブドウ糖と血清蛋白が結合したAmadori化合物の総称がフルクトサミンで、その主成分はグリコアルブミンである．
- フルクトサミンは、代謝速度が一定でない血清中の全蛋白質に糖化物を含む．
- グリコアルブミンは単一蛋白分画の糖化物である．
- 両者は、過去、約2週間の平均的血糖値を反映する．血清および血漿での測定が可能であるため、検診で糖尿病のスクリーニングにも用いることができる．

高いとき
高血糖を示す様々な疾患で高値を示す．1型糖尿病，2型糖尿病，妊娠糖尿病，他の型の糖尿病．低蛋白血症や、血清蛋白の代謝回転が促進する甲状腺機能亢進症でも低値となる．

低いとき
低血糖の状態．インスリノーマ、インスリン抵抗性など
甲状腺機能低下症やビリルビン値が3 mg/dL以上の検体や乳糜血清

👍 専門医からのアドバイス
- 慢性腎不全，肝硬変，溶血性貧血や骨髄異形成症候群など，赤血球寿命が短縮している場合，HbA1c値は偽低値をとり，真のコントロール状態を反映しないので，本検査が有用です．
- 血糖値，糖負荷試験，HbA1c，グリコアルブミンの測定は，糖尿病のスクリーニングやコントロールに有用であり，上手に取捨選択をします．
- グリコアルブミンの普及に伴い，フルクトサミンは保険収載から削除されました．

（板東　浩）

3. 血液生化学検査 / 6. 血液ガス・電解質・金属および関連物質

血液ガス

blood gas analysis

基準値

動脈血　pH　　　7.40（7.38〜7.41）
　　　　Pco_2　40（39〜43）mmHg
　　　　HCO_3^-　24（24〜26）mEq/L

ポイント

- 血液ガスは、腎機能、呼吸機能、循環機能など、代謝の異常を把握するために重要な検査である。
- アシドーシス、アルカローシスともに病態を理解し、原疾患を適切に治療することが重要である。
- anion gapが増加する代謝性アシドーシスの原因は、糖尿病性ケトアシドーシスなどによる有機酸の過剰生成か、腎機能低下による酸排泄障害である。
- anion gapの正常な代謝性アシドーシスの原因は、HCO_3^-の喪失か、Hイオンの排泄障害か、HCl添加のいずれかである。

	pH上昇		pH低下
HCO_3^- 上昇 ↑	代謝性アルカローシス 抗利尿薬投与、重曹投与、胃液喪失（経鼻胃管による持続吸引）、バーター症候群、クッシング症候群、アルドステロン症、甘草（漢方薬、グリチルリチン）の過剰投与	$PaCO_2$ 上昇 ↑	呼吸性アシドーシス **肺疾患**：肺炎、肺梗塞、慢性閉塞性肺疾患、喘息、肺水腫 **呼吸筋疾患**：重症筋無力症、筋ジストロフィー、ギラン・バレー症候群、筋委縮性側索硬化症
$PaCO_2$ 低下 ↓	呼吸性アルカローシス 過換気症候群、呼吸中枢の刺激（脳血管障害、脳炎）	HCO_3^- 低下 ↓	代謝性アシドーシス anion gap増加：腎不全、糖尿病性ケトアシドーシス、乳酸アシドーシス、サリチル酸中毒 anion gap正常：尿細管性アシドーシス、下痢

専門医からのアドバイス

- 採血後は検体を速やかに検査室へ運びます。時間がかかる場合は氷水につけて保存します。
- 「代謝性アシドーシス→重曹の投与」という安直な考えでは、重曹の過剰投与による高血圧、心不全、代謝性アルカローシス、低カリウム血症をひき起こします。

（吉岡成人）

3. 血液生化学検査　6. 血液ガス・電解質・金属および関連物質

Na（ナトリウム）

sodium

基準値　136〜148 mEq/L（イオン選択電極法）

ポイント
- 体液の浸透圧は，ほぼ285〜295 mOsm/kgH$_2$O の狭い範囲に維持されている．
- 浸透圧の調節は口渇による水分摂取と，ADHによる腎からの水分排泄の調節により行われている．
- Naのほとんどは細胞外液中に存在し，血漿の浸透圧を構成する主要な陽イオンの一つである．
- 糖尿病，腎疾患，肝疾患，心疾患，下垂体・副腎皮質機能異常時，利尿薬投与時，輸液療法時など，水電解質代謝異常の疑われるときには，血清Na濃度を測定し，病状を正確に把握し，的確な治療方針をたてる必要がある．

高いとき

1. **水欠乏による高Na血症**
   ① 水分摂取不足
      意識障害，嚥下障害
   ② 腎からの水分喪失の増加
      中枢性尿崩症，腎性尿崩症，浸透圧利尿
   ③ 不感蒸泄の増加，発汗過多
   ④ 下痢，嘔吐

2. **Na増加を伴う高Na血症**
   ① 原発性アルドステロン症
   ② クッシング症候群
   ③ 高NaCl，NaHCO$_3$の投与

3. **体内総Na正常の高Na血症**
   中枢性高Na血症

低いとき

1. **偽性低Na血症**
   脂質異常症，高蛋白血症，高血糖

2. **真性低Na血症**
   ① 細胞外液量の減少を伴う低Na血症
      Ⅰ）Na摂取不足
      Ⅱ）腎性Na喪失：アジソン病，Na喪失性腎症，抗利尿薬
      Ⅲ）腎外性Na喪失：消化管からの喪失（下痢，嘔吐），皮膚からの喪失（発汗過多，火傷），third spaceへの移行（急性膵炎，腹膜炎）
   ② 細胞外液量が正常か軽度増加を伴う低Na血症
      SIADH，甲状腺機能低下症，グルココルチコイド欠乏症，水中毒，無症候性低Na血症，薬剤（クロルプロパミド，バルビタールなど）
   ③ 細胞外液量の増加を伴う低Na血症
      心不全，肝硬変，ネフローゼ症候群，腎不全

専門医からのアドバイス

- 採血後，全血のまま放置すると，Naは赤血球に取り込まれ，血清Naは低くなります．血清分離までに時間を要する場合は，冷所ではなく室温に保存します．
- 重炭酸ナトリウム（メイロン）大量使用時は高Na血症に注意します．

（鈴木隆夫）

3. 血液生化学検査　6. 血液ガス・電解質・金属および関連物質

K（カリウム）

potassium

基準値 3.5〜5.3 mEq/L（イオン選択電極法）

ポイント
- Kは，細胞内の主な陽イオンであり，体内の総K量（約3,000 mEq）の90％が細胞内にある．
- 血清K値の異常は，神経・平滑筋・心筋細胞などの機能異常としてまず現れる．
- 筋力低下，知覚異常，不整脈などの徴候がある場合や，利尿薬，インスリン，ステロイド，などの使用中にK濃度異常が現れた場合には，血清K値を測定し，迅速に対応する必要がある．

高いとき
1. 偽性高K血症
   溶血，白血球増加症，血小板増加症
2. K摂取増加
   K含有薬剤輸液，保存血輸血
3. 腎性K排泄障害
   腎不全，偽性低アルドステロン症，アジソン病，副腎皮質ホルモン合成酵素欠損症，薬剤（ACE阻害薬，ARB，NSAID，スピロノラクトン，トリアムテレンなど）
4. 細胞内よりのK遊出
   アシドーシス，インスリン欠乏，高K血症性周期性四肢麻痺

低いとき
1. 経口摂取量の減少
   飢餓，神経性食思不振症
2. 消化管からのK喪失の増加
   下痢，嘔吐，下剤の連用
3. 細胞内へのK移動
   インスリン分泌増加，低K血症性周期性四肢麻痺
4. 腎性K喪失
   原発性アルドステロン症，二次性アルドステロン症，クッシング症候群，副腎皮質ホルモン合成酵素欠損症，甘草製剤，腎尿細管性アシドーシス（I型，II型），ファンコニ症候群，バーター症候群，Gitelman症候群，Liddle症候群，薬剤性腎障害（ゲンタマイシン，シスプラチンなど），利尿薬（ループ利尿薬，サイアザイド系利尿薬）

専門医からのアドバイス

- 採血後，全血のまま放置すると，Kは赤血球から血清中に遊出して，血清Kは異常高値を示します．特に全血を冷蔵保存した場合，顕著です．全血で保存する場合は，室温で保存したほうが良いでしょう．
- 高K血症時には，心電図でT波の増高をチェックし，心停止を予防することが大切です．

（鈴木隆夫）

3. 血液生化学検査 / 6. 血液ガス・電解質・金属および関連物質

Cl（クロール）

chloride

基準値 96～107 mEq/L（イオン選択電極法）

ポイント
- Clは，その大部分が細胞外液中に存在し，Naとともに細胞外液の量と浸透圧を規定する重要な陰イオンである．
- 血清Cl測定は，水電解質代謝異常や酸塩基平衡障害時に大切である．

高Cl血症

1. 高Na血症に随伴
   高張性脱水症
2. Clの過剰投与
   高張食塩水の投与，高Cl性アミノ酸輸液
3. anion gapが正常な代謝性アシドーシス
   炭酸脱水酵素阻害薬（ダイアモックス），尿細管性アシドーシス，下痢
4. 呼吸性アルカローシス（過換気症候群）

低Cl血症

1. 低Na血症に随伴
   低張性脱水症，SIADH
2. 胃液の喪失
3. 腎より喪失の増加
   原発性アルドステロン症，クッシング症候群，利尿薬投与，Na喪失性腎症
4. 代謝性アルカローシス
5. 呼吸性アシドーシス

専門医からのアドバイス

- 高Cl血症の存在は，HCO_3^-の減少，すなわち，代謝性アシドーシスの存在を考えます．
- 嘔吐・胃液吸引など，HCl喪失による低Cl血症性代謝性アルカローシスに注意しましょう．

（鈴木隆夫）

3. 血液生化学検査 / 6. 血液ガス・電解質・金属および関連物質

Ca（カルシウム）

calcium

基準値 8.0〜10.0 mg/dL（OCPC法）

ポイント

- 血清Ca濃度は，副甲状腺ホルモン（PTH），$1,25(OH)_2D_3$，カルシトニンなどにより調節されている．
- 低Ca血症と高リン血症を伴う場合は，副甲状腺機能低下症か腎不全を考える．
- 低Ca血症と低リン血症を伴う場合は，ビタミンD欠乏を考える．
- 高Ca血症の場合，原発性副甲状腺機能亢進症か，悪性腫瘍を考える．
- 細胞機能に重要な役割を果たすのはイオン型Caであり，血中Caの多くはアルブミンと結合している．低アルブミン血症の場合は，補正後に評価する．

補正Ca(mg/dL) ＝ 血清Ca(mg/dL)
　　　　　　　 ＋ [4－血清アルブミン(g/dL)]

高Ca血症

1. 原発性副甲状腺機能亢進症
   甲状腺機能亢進症，副腎不全
2. 悪性腫瘍に伴うもの（HHM, LOH）
3. ビタミンA過剰，ビタミンD過剰
   サイアザイド，リチウム
4. サルコイドーシス，結核
5. ミルク-アルカリ症候群
6. 家族性低Ca尿性高Ca血症

低Ca血症

1. 偽性低Ca血症
2. 特発性副甲状腺機能低下症
   続発性副甲状腺機能低下症，偽性副甲状腺機能低下症
3. 日射不足
4. 吸収不良症候群，ネフローゼ症候群，慢性腎不全，重症肝疾患，ビタミンD依存性くる病I型，II型
5. 骨軟化症，骨形成性癌転移
6. 薬剤（クエン酸，シナカルセト塩酸塩，抗痙攣薬など）
7. 横紋筋融解症，急性膵炎

専門医からのアドバイス

- アシドーシスでは，低Ca血症の症状が起こりにくくなり，アルカローシスでは起きやすくなります．そのため，腎不全で血液透析を行いアシドーシスを改善すると，テタニーが起こることがあります．
- 高Ca血症では，心電図のQT間隔が短縮し，ジキタリスの効果が増強されます．

（鈴木隆夫）

3. 血液生化学検査 / 6. 血液ガス・電解質・金属および関連物質

P（リン）

phosphorus

基準値 2.5～4.8 mg/dL（酵素法）

ポイント

- リンの85%は骨に，14%は軟部組織に存在し，細胞外液中には1%以下が分布するにすぎない．
- 血清Pといえば，無機リンを意味する．血清P濃度は，①小腸からの吸収，②細胞内外の移動，③腎からの排泄によって調節されている．
- 知覚異常・筋力低下・痙攣などのリン欠乏症状は見落とされやすいので，血清P濃度を測定し，他の検査と総合して考える．

高リン血症

1. 細胞外液へのP負荷
   経口摂取の増加，リン含有薬
2. 腎からのP排泄低下
   腎不全（急性・慢性），副甲状腺機能低下症（原発性・続発性），偽性副甲状腺機能低下症，甲状腺機能亢進症，末端肥大症，ビスフォネート製剤
3. 細胞外への移行
   悪性腫瘍の化学療法後，横紋筋融解症，乳酸アシドーシス

低リン血症

1. 腸管からのP吸収低下
   摂取不足，嘔吐，下痢，吸収不良症候群，リン吸着薬，ビタミンD不足
2. 腎からの喪失
   原発性副甲状腺機能亢進症，二次性副甲状腺機能亢進症，ファンコニ症候群，腎尿細管性アシドーシス
3. 細胞内・骨への移行
   ブドウ糖負荷，高カロリー輸液，インスリン投与，低栄養からの回復期，ハングリー・ボーン症候群，白血病のblast crisis時

👍 専門医からのアドバイス

- 血清Pには生理的変動があり，若年者および閉経後の女性で高値，男性では高齢になるほど低値の傾向があります．
- 必要量のリンを含まない高カロリー輸液を続けると，横紋筋融解症が起こることがあります．

（鈴木隆夫）

3. 血液生化学検査　6. 血液ガス・電解質・金属および関連物質

血清鉄/総鉄結合能（TIBC）
serum iron / total iron binding capacity

基準値		
血清鉄		70～160 μg/dL
総鉄結合能（TIBC）		250～350 μg/dL

ポイント

- 生体内には3～4gの鉄があり，このうち約2.5g（60～70％）は赤血球内のヘモグロビン鉄として，約1g（20～30％）は肝臓，脾臓，骨髄などに貯蔵鉄として存在している．
- 血清鉄は，4mg（0.1％）にすぎず，鉄運搬能を有する血漿蛋白であるトランスフェリンと結合して存在している．
- 生体内の鉄は，1日あたり約1mgの吸収と排泄を伴う閉鎖系の代謝が行われている．
- 各種の血液疾患（とくに鉄欠乏性貧血），肝障害，悪性腫瘍などでは鉄代謝異常がみられるために，血清鉄，TIBCが異常値を示す．

	高いとき	低いとき
血清鉄 （μg/dL）	180～250	50以下
	ヘモクロマトーシス，肝障害，再生不良性貧血，赤芽球癆，急性白血病，骨髄異形成症候群，鉄芽球貧血	鉄欠乏性貧血，真性赤血球増加症，症候性貧血（感染症，悪性腫瘍，膠原病など）
TIBC （μg/dL）	400以上	200以下
	鉄欠乏性貧血	症候性貧血（感染症，悪性腫瘍，膠原病など），ヘモクロマトーシス，肝障害，ネフローゼ症候群，低栄養状態

👍 専門医からのアドバイス

- 血清鉄は，鉄欠乏性貧血以外の疾患でも減少しますが，総鉄結合能（TIBC）の増加は鉄欠乏性貧血だけです．

（岡田　定）

3. 血液生化学検査 | 6. 血液ガス・電解質・金属および関連物質

フェリチン

ferritin

基準値
男性　40～100 ng/mL
女性　20～70 ng/mL

ポイント
- フェリチンは，鉄とアポフェリチンとが結合した可溶性の貯蔵鉄蛋白の一種である．
- 組織や細胞破壊のある悪性腫瘍では増加し，貯蔵鉄の著減する鉄欠乏性貧血では減少する．

高いとき

貯蔵鉄増加：ヘモジデローシス（鉄剤，輸血），ヘモクロマトーシス，再生不良性貧血，赤芽球癆，鉄芽球性貧血
悪性腫瘍：白血病，悪性リンパ腫，肝癌，胃癌，膵癌，肺癌など
その他：血球貪食症候群，成人発症スティル病，肝炎，肝硬変，肺炎，膵炎，心筋梗塞，腎不全

低いとき

鉄欠乏性貧血
真性赤血球増加症
潜在性鉄欠乏貧血

👍 専門医からのアドバイス

- フェリチンが減少していれば，鉄欠乏状態であることは，ほぼ間違いありません．
- 鉄欠乏性貧血に対する鉄剤の投与は，貧血が改善後，フェリチンが正常化するまで続けるのが原則です．
- フェリチンの著明高値をみたら，ヘモクロマトーシス，急性白血病，血球貪食症候群，成人発症スティル病が最も考えられます．

（岡田　定）

3. 血液生化学検査　6. 血液ガス・電解質・金属および関連物質

微量金属
亜鉛（Zn）

trace metal
Zinc　Zn

基準値　66～110μg/dL（ICP発光分析法）

ポイント
- 亜鉛は，必須微量元素として生体内に広く分布し，血清中の亜鉛の約60％はアルブミンと結合している．
- 感覚機能に対する作用として，味覚，嗅覚などに重要な働きをしている．
- 亜鉛の生体内での必要量は，1日2.5mgと考えられている．

低いとき

成長遅延，食欲不振，味覚障害，皮膚障害，性機能不全，免疫機能低下，胎児の発達遅延，分娩障害，創傷回復遅延，骨代謝異常

専門医からのアドバイス
- 亜鉛の測定は，亜鉛欠乏，腸性肢端皮膚炎の診断，治療効果の判定に用いられます．
- 長期の経静脈高カロリー輸液実施時の亜鉛欠乏状態の把握，予防，治療に有用です．

（村上哲雄）

3. 血液生化学検査 / 6. 血液ガス・電解質・金属および関連物質

微量金属
銅（Cu）

trace metal
copper Cu

基準値 73～149 μg/dL（DiBr-PAESA）

ポイント
- 銅は，必須微量元素として生体内に広く分布している．
- 銅は小腸上部から吸収され，90～95％はセルロプラスミンと結合しているため，血清銅の働きはセルロプラスミンの動態に大きく影響される．残りの銅はアルブミンやアミノ酸と結合している．
- 銅の生理作用は，骨代謝，結合組織代謝，造血，成長促進に関与している．

専門医からのアドバイス
- 銅の測定は，先天性の銅代謝異常を疑うときに行います．
- ウィルソン病の診断，胆道疾患，貧血の経過観察のときに行います．

（村上哲雄）

4. 内分泌検査

4. 内分泌検査

TSH（甲状腺刺激ホルモン）
thyroid stimulating hormone

基準値 0.4～4.0μU/mL

ポイント
- TSH（甲状線刺激ホルモン）の分泌は視床下部TRH（甲状腺刺激ホルモン放出ホルモン）の支配を受け，血中甲状腺ホルモンによるnegative feedback機構により影響を受ける．
- TSHの濃度の変化は，甲状腺機能を最も敏感に反映している．

高いとき
- 原発性甲状腺機能低下
  甲状腺低形成，異所性甲状腺，酵素欠損による甲状腺ホルモン合成障害，クレチン病，特発性粘液水腫，慢性甲状腺炎の一部
- 甲状腺全摘出後
- TSH不適合分泌症候群（SITSH）
  TSH産生腫瘍，特発性甲状腺ホルモン不応症
- 生物学的に不活性なTSHの分泌
  視床下部・下垂体疾患の一部
  偽性副甲状腺機能低下症Ⅰ型

低いとき
- 視床下部性甲状腺機能低下症
  鞍上部腫瘍，神経性食欲不振症，成長ホルモン分泌不全性低身長の一部，特発性
- 下垂体性甲状腺機能低下症
  腫瘍，シーハン症候群，TSH単独欠損症
- 甲状腺機能亢進症
  バセドウ病，Hashitoxicosis
- 破壊性甲状腺中毒症
  亜急性甲状腺炎の急性期
  無痛性甲状腺炎の急性期

👍 専門医からのアドバイス

- 臨床的に多くみられるのは，TSH低値，freeT$_4$が高値の場合で，甲状腺機能亢進症（甲状腺中毒症）といえます．さらにTSHレセプター抗体（TRAb）が陽性であれば，バセドウ病といえます．
- 中年女性に多くみられるのは，慢性甲状腺炎(橋本病)です．TSH濃度は正常からやや高値で，freeT$_4$は正常から低値を示し，サイロイドテストやマイクロゾームテストが陽性を示します．
- 近年，TSHの測定法は，非常に高感度であるため，甲状腺機能亢進症症例でも，抑制された血清TSH濃度の測定が可能です．

（板東　浩）

4. 内分泌検査

free（遊離）T₄, free（遊離）T₃
free thyroxine, free triiodothyronin

基準値
- freeT₄　0.8～1.9 ng/dL
- freeT₃　2.5～5.5 pg/mL

ポイント
- サイロキシン（T₄）とトリニヨードサイロニン（T₃）があり，遊離型はT₄の0.3％，T₃の0.03％で，生理活性を有する．
- 甲状腺ホルモンの過不足を判断するには，遊離T₄（free T₄, FT₄）と遊離T₃（freeT₃, FT₃）濃度を測定する．

FT₄が高いとき ↑
- バセドウ病，プランマー病
- 亜急性甲状腺炎の急性期
- 無痛性甲状腺炎の急性期
- 出産後甲状腺炎の初期
- 妊娠甲状腺中毒症
- hCG産生腫瘍
- TSH産生腫瘍
- Refetoff症候群（下垂体型）
- 甲状腺薬服用

FT₄が低いとき ↓
- 原発性甲状腺機能低下症
- 下垂体性甲状腺機能低下症
- 視床下部性甲状腺機能低下症
- 橋本病（慢性甲状腺炎）の一部
- クレチン病，特発性粘液水腫
- ヨード有機化障害の一部
- 甲状腺手術後または放射線治療後
- 重症非甲状腺疾患
- 抗甲状腺薬内服

👍 専門医からのアドバイス

- 甲状腺の機能異常が疑われる場合には，①自覚症状，②身体所見，③検査所見の3つの観点から注意深くみることが大切です．

	亢進症	低下症
①自覚症状	易疲労感，暑がり，発汗過多，体重減少，食欲亢進，動悸など	脱力感，寒がり，体重増加，便秘，記憶力・思考力の低下，むくみ，低い声など
②身体所見	頻脈，眼球突出，湿った温かい皮膚，脱力発作，手指の振戦など	徐脈，乾燥して荒れた皮膚，こむら返り，腱反射の遅延，浮腫など
③検査所見	基礎代謝率の上昇，頻脈，心房細動，コレステロール値低下など	基礎代謝率の低下，徐脈，心電図の低電位，コレステロール値上昇など

（板東　浩）

4. 内分泌検査

T₄, T₃

thyroxine, triiodothyronine

基準値
T₄　5.0〜12.0 μg/dL
T₃　70〜180 ng/dL（0.7〜1.8 ng/mL）

ポイント
- free T₄とfree T₃の測定が可能となり，T₄とT₃の意義はうすれつつある．しかし，甲状腺機能検査として，T₄とT₃は長年使い慣れているので，臨床的に有用度はまだ高い．
- 血中にあるT₄とT₃の99％以上は，血液中の蛋白に結合して不活性型で存在している．
- この蛋白は主にサイロキシン結合蛋白（TGB）である．T₄とT₃は，TGB濃度によって大きく影響される．

TGB濃度が異常を示す場合

TGBが高いとき	TGBが低いとき
妊娠，急性肝炎，経口避妊薬投与，遺伝性TGB増多症，エストロゲン剤投与	ネフローゼ症候群，肝硬変，クッシング症候群，重症疾患，遺伝性TGB減少症，糖質ステロイド投与

専門医からのアドバイス

- 亜急性甲状腺炎は，かぜの症状や移動する頸部の痛みを訴える病気です．甲状腺の炎症により，甲状腺ホルモンが血中に多量に出てしまうもので，見過ごされる場合が多いので留意します．
- 一般臨床で，甲状腺機能異常症を診断するには，まずTSH，次にFT₄を測定すれば，スクリーニングとしては十分であり，必要な時にはFT₃も測定します．

（板東　浩）

4. 内分泌検査

カルシトニン

calcitonin

基準値

RIA（2抗体法）
100 pg/mL以下が一般的だが，年齢性別により差がある．

年齢	男性	女性
30歳以下	34〜90	29〜70
30〜50歳	31〜120	17〜60
50〜70歳	16〜95	21〜54
70歳以上	26〜50	17〜56

ポイント

- カルシトニンは，甲状腺濾胞に存在するC細胞が産生する蛋白で，C細胞過形成，C細胞癌（髄様癌）で異常高値をとる．同時にCEAも高値をとる．
- カルシトニンは甲状腺髄様癌の鑑別診断，手術後の経過観察，予後判定，多発性内分泌腺腫症（MEN）の診断などに有用である．

高いとき

高　値：甲状腺髄様癌，甲状腺C細胞過形成
中等度増加：異所性カルシトニン産生悪性腫瘍（肺癌など）
増　加：慢性腎不全，高カルシウム血症，副甲状腺機能亢進症

👍 専門医からのアドバイス

- 悪性腫瘍に伴う高カルシトニン血症では，甲状腺のMIBGシンチグラム，頸部エコー検査，CTなどの画像診断が必須です．

（岡野匡雄）

4. 内分泌検査

PTH（副甲状腺ホルモン）

parathyroid homone

基準値

（高カルシウム血症の鑑別診断と，悪性腫瘍に伴う高カルシウム血症の場合に測定）
intact-PTH；10〜65 pg/mL
高感度PTH（PTH中央部）；74〜273 pg/mL
C末端（PTH-C）；1.3 ng/mL 以下
＊参考：C-PTH-rP（C末端）13.8〜55.3 pmol/L

ポイント

- PTHは副甲状腺から分泌されるCa代謝に関わる重要なホルモンである．
- PTHは，CaやPの変化で起こる二次性過形成，腺腫による原発性副甲状腺機能亢進症，副甲状腺癌，悪性腫瘍の骨転移などによる高カルシウム血症（PTH-rPも），多発性内分泌腫症の診断にも有用なマーカーとなる．

高いとき	低いとき
慢性腎不全，原発性副甲状腺機能亢進症，悪性腫瘍（異所性PTH産生腫瘍），偽性副甲状腺機能低下症	特発性副甲状腺機能低下症，甲状腺全摘などに伴う術後副甲状腺機能低下症．

専門医からのアドバイス

- PTH（PTH-rp）高値による高カルシウム血症がみられる場合には，悪性腫瘍を疑って全身の画像検索が必要になります．同時に，腫瘍マーカーであるCEAなどとのコンビネーションアッセイも大事になります．

(岡野匡雄)

4. 内分泌検査

インスリン / Cペプチド

insulin / C-peptide

基準値

インスリン（IRI）：5〜15 μU/mL（空腹時）
　　　　　　　75gOGTT負荷後30分　67±28 μU/mL
C-ペプチド（CPR）：IDDMの診断＜20 μg/日（蓄尿），
　　　　　　　　＜1 ng/mL（グルカゴン負荷6〜10分後）

ポイント

- 血中インスリン濃度（IRI）およびCペプチド濃度（CPR）は主に膵β細胞からの分泌の変動を反映する．
- インスリン分泌は，食後に増加して絶食時には低下し，血糖と並行して変動する．

	高いとき	低いとき
IRIまたはCPR	肥満，肝疾患，クッシング症候群，先端巨大症，インスリノーマ，インスリン自己免疫症候群，家族性高プロインスリン血症，インスリンレセプター異常症，脂肪萎縮性糖尿病，異常インスリン血症，胃切除，心筋梗塞，感染症，妊娠後期	糖尿病（1型，2型他，），飢餓，褐色細胞腫，下垂体機能低下症，ACTH単独欠損症，低カリウム血症，膵疾患，膵臓摘出，アルドステロン症，副腎不全，低血糖

👍 専門医からのアドバイス

- IRIの基礎値が高い糖尿病患者では，インスリン抵抗性が疑われ，肥満者などにみられます．
- 75gOGTTの際，血糖とIRI値の測定は，膵β細胞の機能をみるのにとても有用です．参考値を示します．

75 gブドウ糖負荷試験に対する血糖，IRIの基準値（参考値）

時間	負荷前	30分	60分	120分	180分
血糖（mg/dL）	84±10	139±25	123±39	103±18	78±19
IRI（μU/mL）	10±5	67±28	47±25	38±20	13±5

- 尿中CPR排泄量は，1型糖尿病で＜20 μg/日，2型糖尿病で＞30 μg/日，健常者で35〜140 μg/日であり，1型糖尿病の診断に重要です．

（板東　浩）

4. 内分泌検査

グルカゴン (IRG)

glucagon

基準値 グルカゴン (IRG):40～200 pg/mL (空腹時)

ポイント
- 膵臓α細胞から分泌されるグルカゴン (IRG) は,血糖を上昇させる働きがあり,IRGの測定は,糖代謝の病態や膵島α細胞の機能の検討,ならびに,グルカゴン産生腫瘍の診断に用いられる.

高いとき
グルカゴン産生腫瘍,糖尿病,急性膵炎,肝硬変症,腎不全,急性心筋梗塞,クッシング症候群,先端巨大症,甲状腺機能低下症,褐色細胞腫,火傷,外傷,ステロイド薬服用

低いとき
膵臓摘出,重症慢性膵炎,下垂体機能低下症,グルカゴン欠乏性低血糖症,アジソン病

専門医からのアドバイス
- グルカゴンの検査では,ACTHの場合と同様に,EDTA＋トラジロール入りの採血管を用います.
- IRI, CPR, IRGの意味合いと測定について,下図に示します.

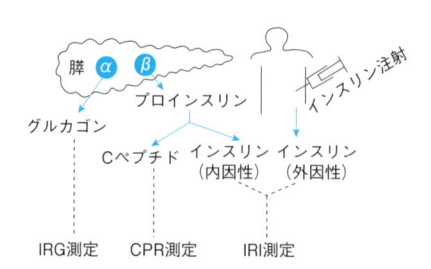

(板東 浩)

4. 内分泌検査

ACTH（副腎皮質刺激ホルモン）
adrenocorticotropic hormone

基準値 5〜60 pg/mL

ポイント
- ACTH（副腎皮質刺激ホルモン）の分泌は，①視床下部からのCRH（ACTH刺激ホルモン）刺激，②グルココルチコイドによるnegative feedback機構，③上位中枢の日内リズム，④ストレスや種々の脳内アミン，などにより調節されている．
- 下垂体・副腎皮質系の機能異常が疑われる場合は，血漿ACTHと同様にコルチゾール濃度を測定し，ACTH-cortisol系のfeedback機構がどの部分で障害されているかを明らかにする．

	ACTHが高いとき	ACTHが低いとき
コルチゾール増加	クッシング病（下垂体性），異所性ACTH産生腫瘍，異所性CRH産生腫瘍，糖質コルチコイド不応症，神経性食欲不振症，うつ病，アルコール多飲，肝硬変症，発熱，分娩，ストレス	クッシング症候群（副腎性）（副腎腺腫・副腎癌・原発性副腎皮質結節性過形成・異所性コルチゾール産生腫瘍）コルチゾール投与
コルチゾール減少	アジソン病（成人）先天性副腎皮質過形成（小児）ACTH不応症ネルソン症候群（クッシング病両側副腎全摘後）	下垂体前葉機能低下症（下垂体腫瘍・シーハン病・リンパ球性下垂体炎）ACTH単独欠損症視床下部障害合成糖質コルチコイド投与

専門医からのアドバイス

- ACTHは採血後速やかに失活します．採血したらすぐ，EDTA＋トラジロール入りの採血管に血液を入れ，採血管を氷水中に入れます．
- 血漿ACTHとコルチゾール濃度は，午前6〜8時に最高，午後6〜午前2時に最低値をとる日内変動があります．
- 小児の場合，泣いたり，注射針を刺す刺激でACTH濃度が上がります．
- 検体の採取時には，日内リズムやストレス，食事，運動などの影響を避けるようにします．

（板東　浩）

4. 内分泌検査

コルチゾール

cortisol, urinary

基準値
血中：2.7〜15.5μg/dL
尿中遊離コルチゾール　男性：58〜160μg/日
　　　　　　　　　　　女性：31〜99μg/日

ポイント
- コルチゾールは，下垂体前葉から分泌されるACTHの刺激により副腎皮質束状層から分泌されるステロイドホルモンであり，糖・蛋白・脂質代謝・水・電解質代謝，免疫機構などに関与している．
- 視床下部（CRH）-下垂体（ACTH）-副腎（コルチゾール）との間にfeedback関係がある．生理活性を有するのは遊離コルチゾールである．血中の90％以上が肝で合成されるコルチゾール結合蛋白（CGB）との結合型として存在する（非活性型）．
- 血中コルチゾールを測定するときは，ACTHを同時に測定し，疾患の鑑別に役立てる．

	コルチゾールが高いとき	コルチゾールが低いとき
ACTH高値	クッシング病（ACTH産生下垂体腺腫），異所性ACTH産生腫瘍，異所性CRH産生腫瘍，コルチゾール不応症，神経性食思不振症，うつ病，ストレス状態	アジソン病，急性副腎不全，シュミット症候群，ネルソン症候群，ACTH不応症，先天性副腎皮質過形成
ACTH低値	クッシング症候群（副腎腺腫，副腎癌，ACTH非依存性両側副腎皮質結節性過形成），ヒドロコルチゾン製剤の投与	視床下部障害（脳腫瘍，Histiocytosis Xなど），下垂体前葉機能低下症（下垂体腫瘍，下垂体炎，シーハン症候群，シモンズ病，ACTH単独欠損症），合成糖質コルチコイド投与（デキサメタゾン，プレドニゾロンなど）

👍 専門医からのアドバイス

- コルチゾールは顕著な日内変動を示し，早朝に高く，夜間は低い．
- CBGは妊娠により増加するので，妊娠中はコルチゾールが高値を示す．
- 肝硬変，ネフローゼ症候群ではCBGが低下するため，コルチゾールは低値を示す．

（朝川秀樹）

4. 内分泌検査

尿中17-OHCS

urinary 17-hydroxycorticosteroid

基準値	尿中 男性：3〜10 mg/日 女性：2〜8 mg/日

ポイント
- コルチゾール分泌量の約30%が，尿中17-OHCSとして測定されるため，尿中17-OHCSの測定は，コルチゾール分泌量の指標となる．
- 尿中17-OHCSは，副腎皮質機能を直接示すものであるが，上位中枢の機能も間接的に示す．

高いとき
クッシング症候群（クッシング病，異所性ACTH産生腫瘍，副腎癌，副腎腺腫，副腎過形成），11β-hydroxylase欠損症，甲状腺機能亢進症

低いとき
下垂体前葉機能低下症，ACTH単独欠損症，21-hydroxylase欠損症，17-βhydroxylase欠損症，アジソン病，甲状腺機能低下症，肝硬変症

専門医からのアドバイス
- 検体は冷暗所で蓄尿します（遮光蓄尿）．
- 尿中17-OHCSの値に影響を与える薬剤として，抗生物質，降圧剤，精神神経安定剤，鎮痙剤，強心薬などがあります．

（朝川秀樹）

4. 内分泌検査

尿中17-KS

urinary 17-ketosteroid

基準値

尿中 男性：3.5～18.5 mg/日
　　　女性：3.5～11.6 mg/日

ポイント

- 17-KSは，17位にケト基をもつステロイドの総称であり，尿中17-KS測定はアンドロゲン分泌の指標となる．
- 男性では，その約1/3が睾丸に由来し，残り2/3は副腎より産生される．
- 男性では，尿中17-KSは睾丸と副腎の両機能の異常を知るうえで有用である．
- 女性においては，大部分が副腎に由来するので副腎機能の指標となる．

高いとき	低いとき
副腎癌，クッシング病，異所性ACTH産生腫瘍，睾丸腫瘍，副腎過形成，21-hydroxylase欠損症，11β-hydro-xylase欠損症，卵巣腫瘍，胞状奇胎，多嚢胞性卵巣	汎下垂体機能低下症，ACTH単独欠損症，アジソン病，副腎不全，類宦官症，17α-hydroxylase欠損症，神経性食思不振症，ターナー症候群，バーター症候群

👍 専門医からのアドバイス

- 検体は冷暗所で蓄尿します（遮光蓄尿）．
- 尿中17-KSの値に影響を与える薬剤として，抗生物質，降圧剤，精神神経安定剤，性ホルモンなどがあります．
- 先天性副腎皮質酵素欠損症の鑑別診断には，17-KS分画の測定が有用です．

（朝川秀樹）

4. 内分泌検査

カテコールアミン (CA)

catecholamine

基準値		血中	尿中	
	NA（ノルアドレナリン）	100～300pg/mL	10～50μg/日	NA+Aとして
	A（アドレナリン）	50～100pg/mL	0～10μg/日	100μg/日以下
	DA（ドーパミン）	20～40pg/mL		

ポイント
- カテコールアミン（CA）は，主に脳・副腎髄質・交感神経に存在する生体アミンの総称で，ドーパミン（DA）と，その代謝産物であるアドレナリン（A），ノルアドレナリン（NA）の3種類が知られている．

	高いとき	低いとき
血中, 尿中	褐色細胞腫，交感神経芽細胞腫，本態性高血圧症，心筋梗塞，うっ血性心不全，脳血管障害，甲状腺機能低下症	アジソン病，起立性低血圧
血中	慢性腎不全	甲状腺機能亢進症
尿中	糖尿病	家族性自律神経症

👍 専門医からのアドバイス

- 尿中カテコールアミン（CA）は酸性蓄尿が必要で，あらかじめ6N塩酸 20 mL（小児では5～10 mL）を加えた蓄尿瓶に，冷暗所で蓄尿します．
- CAは正常人でも緊張などで上昇します．検査前30分間は安静臥位が必要です．
- 検査期間中は，バナナ，チョコレート，バニラ，柑橘類などCAを多く含む食物の摂取を避ける必要があります．
- 褐色細胞腫において，副腎由来ではアドレナリン（A）が，副腎外性ではノルアドレナリン（NA）が高い傾向を示します．
- 小児の神経芽細胞腫では，NAの分泌が著増，ドーパミン（DA）も増加しますが，Aは正常です．

（朝川秀樹）

4. 内分泌検査

尿中VMA（バニリルマンデル酸）
vanilly mandelic acid

基準値　尿中　3～7 mg/日

ポイント
- VMAは，カテコールアミン（CA）の終末代謝産物で，すべて遊離型で尿中に排泄される．
- カテコールアミン産生腫瘍では，尿中VMA濃度が高値を示す．

高いとき
褐色細胞腫，神経芽細胞腫，先天性心疾患，脳血管障害，甲状腺機能亢進症，甲状腺機能低下症，糖尿病

低いとき
家族性自律神経失調症，フェニルケトン尿症，シャイ・ドレガー症候群，脳腫瘍

専門医からのアドバイス
- 検査期間中は，カテコールアミン（CA）と同様に，バナナ，チョコレート，バニラ，柑橘類などの摂取を避ける必要があります．
- 褐色細胞腫，交感神経芽細胞腫の診断・治療の判定および経過観察に有用です．
- 尿中VMAも，尿中CAと同様，酸性蓄尿が必要です．

（朝川秀樹）

4. 内分泌検査

レニン・アンギオテンシン

rennin・angiotensin

基準値
血漿レニン活性：0.3〜3.0 ng/mL/時
ANGⅠ（アンギオテンシンⅠ）110 pg/mL以下
ANGⅡ（アンギオテンシンⅡ）22 pg/mL以下

ポイント
- レニンは腎臓の傍糸球体細胞より分泌される酵素で，血圧・循環血液量・腎血流量の低下，食塩摂取量低下により，分泌が増加する．
- レニンは，肝で生成されるレニン基質（アンギオテンシノーゲン）に働いて，アンギオテンシンⅠ（ANGⅠ）を生成する．
- ANGⅠは，血管内皮細胞のアンギオテンシン変換酵素（ACE）によってアンギオテンシンⅡ（ANGⅡ）に交換される．

レニンが高いとき
レニン産生腫瘍，腎血管性高血圧，悪性高血圧，肝硬変，正常妊娠，心不全，ネフローゼ症候群，バーター症候群，アジソン病

レニンが低いとき
原発性アルドステロン症，DOC産生腫瘍，Liddle症候群

DOC（11-デオキシコルチステロン）

👍 専門医からのアドバイス
- レニンの分泌は午前に高く，午後に低いという日内リズムがあり，これはアルドステロンの分泌にも同じリズムを起こさせています．
- レニン値は，利尿薬，降圧剤などの薬剤に影響されるので，注意が必要です．

（朝川秀樹）

4. 内分泌検査

アルドステロン

aldosterone

基準値 3〜7 ng/dL

ポイント
- アルドステロンは，副腎皮質球状層で生成・分泌される鉱質コルチコイドである．
- 電解質の恒常性・循環血液量・血圧の維持に重要な役割を果たしている．
- 高血圧疾患・血清Kの異常症・浮腫疾患などの鑑別診断に重要な検査である．

高いとき	低いとき
原発性アルドステロン症，続発性アルドステロン症（腎性血管性高血圧，バーター症候群，レニン産生腫瘍など）	先天性副腎皮質酵素欠損症，低レニン性低アルドステロン症，アジソン病，DOC産生腫瘍，コルチコステロン産生腫瘍

DOC（11-デオキシコルチステロン）

👍 専門医からのアドバイス

- 体液は，①下垂体後葉-ADH系（抗利尿ホルモン），②腎糸球体-レニン・アンギオテンシン系，③副腎皮質-アルドステロン系から主な調節を受けており，血圧の調節に深く関わっています．
- アルドステロンの分泌量は，食塩摂取量，体位の影響を受けます．
- 高Na食で低値，低Na食で高値になります．
- 立位では，臥位より高値になります．
- 原発性アルドステロン症は稀だと考えられていましたが，最近では高血圧症の5〜10％，治療抵抗性高血圧患者の20〜30％を占めると言われています．

（朝川秀樹）

4. 内分泌検査

ADH（抗利尿ホルモン）
antidiuretic hormone

基準値 0.3〜4.2 pg/mL

ポイント
- ADHは，アルギニン・バソプレシン（AVP）とも呼ばれ，視床下部-下垂体後葉系において合成分泌される，9個のアミノ酸で構成されるペプチドホルモンである．
- ADHの測定は，分泌の減少した病態である中枢性尿崩症，および不適切に分泌の亢進している抗利尿ホルモン不適合分泌症候群（SIADH）の診断に役立つ．

高いとき
ADH分泌異常症候群，腎性尿崩症，うっ血性心不全，ネフローゼ症候群，アジソン病，下垂体前葉機能不全

低いとき
中枢性尿崩症，多飲症

👍 専門医からのアドバイス
- 頭部MRIのT1強調画像において，正常下垂体後葉は高信号を呈しますが，中枢性尿崩症ではこの高信号が消失します．カルバマゼピン，抗精神病薬などの薬剤も，SIADHを起こすことがあります．

（朝川秀樹）

4. 内分泌検査

PRL（プロラクチン）

prolactin

基準値
男性：1.5〜9.7 ng/mL
女性：1.4〜14.6 ng/mL

ポイント
- プロラクチン（PRL）は、下垂体前葉から分泌されるアミノ酸198個からなるポリペプチドホルモンである。
- 視床下部の放出因子（PRF：TRH，VIP，オキシトシンなど）と抑制因子（PIF：主体はドーパミンである）により調節されている。
- プロラクチンの最も主要な作用は乳汁分泌作用である。
- 血中プロラクチン値の動態を把握することは，高プロラクチン血症の診断や治療方針の選択に重要である。

高いとき
プロラクチノーマ，Chiari Frommel症候群，アルゴンデ・カスティロ症候群，原発性甲状腺機能低下症，視床下部障害（機能性，器質性：トルコ鞍上部腫瘍，サルコイドーシスなどの肉芽腫，感染症），甲状腺機能低下症，薬剤服用の副作用

低いとき
シーハン病，非機能性下垂体腫瘍，下垂体機能低下症

👍 専門医からのアドバイス
- プロラクチンが過剰になると，女性では乳汁漏出，月経異常，不妊など，男性では性機能低下が起こります．これらの症状があればプロラクチンを測定します．
- 下垂体腺腫の30％はプロラクチン産生腫瘍ですので，下垂体腺腫を疑う時はプロラクチンを測定します．

（朝川秀樹）

4. 内分泌検査

エストロゲン (E1, E2, E3)

estrogen

基準値

エストロゲン，プロゲステロンの血中濃度

		エストロン (E1) (pg/mL)	エストラジオール (E2) (pg/mL)	エストリオール (E3) (pg/mL)	プロゲステロン (pg/mL)
女性	卵胞期	10〜60	10〜80	0〜20	0.3〜1.0
	排卵期	25〜100	50〜350	5〜40	1.0〜5.0
	黄体期	25〜80	30〜150	5〜40	5〜15
	更年期	20〜80	10〜30	0〜20	0.3〜0.4
男性		30〜60	10〜40	0〜15	0.1〜0.3

妊婦尿中エストリオール (E3) (mg/日)

妊娠週数	基準値	警戒値	危険値
32〜36	15以上	10〜15	10以下
37〜38	20以上	10〜20	15以下
39〜41	25以上	15〜25	15以下

ポイント

- エストロゲンは，代表的な女性の性ステロイドホルモンであり，標的臓器の細胞質内レセプターと結合して作用する．
- 女性では，月経，妊娠という現象のため，小児・成熟期・老年期ではエストロゲンレベルは異なる．
- 女性では第二次性徴発現に先立ち，エストロゲンが著増する．
- エストロゲンは多種確認されているが，エストロン (E1)，エストラジオール (E2)，エストリオール (E3) が，主要なエストロゲンである．
- 女性ホルモン作用が最も強く，しかも非妊娠女性の血中に最も多いエストロゲンがE2で，主として卵巣から産生され，卵胞発育に伴い特徴的な分泌パターンを示す．

高いとき

エストロゲン産生腫瘍，副腎皮質過形成，肝疾患，多嚢胞性卵巣症候群，卵巣過剰刺激症候群，思春期早発症など

低いとき

卵巣機能低下（無月経），卵巣低形成，シーハン症候群，シモンズ症候群，ターナー症候群，神経性食欲不振症など

専門医からのアドバイス

- 思春期早発症は，9歳未満の女児に月経や二次性徴の初来をきたす状態で，E2とプロゲステロンは成人女性の値を示します．
- 胎盤機能の低下は，尿中E3だけでは評価できません．分娩監視装置や超音波検査をするのが主流になっており，尿中E3測定の臨床的意義は低くなっています．

（朝川秀樹）

4. 内分泌検査

プロゲステロン

progesterone

基準値 エストロゲンの項（85頁）参照

ポイント
- プロゲステロンは，女性では卵巣から，また妊娠中は胎盤から分泌され，卵の着床や妊娠の維持などに重要な役割を担う．
- プロゲステロンは，体温中枢に作用して体温を上昇させるため，基礎体温は上昇し，高温相となる．
- 妊娠の経過に伴って，血中プロゲステロンは著明に増加し，妊娠維持作用や乳腺発育作用を有する．
- 血中プロゲステロン値測定は，黄体機能不全，妊娠初期の診断，切迫流産の予後判定，胎盤機能の評価で有力な指標となる．

高いとき	低いとき
先天性副腎皮質過形成，クッシング症候群，副腎癌，妊娠，副腎男性化腫瘍，多胞性卵巣嚢腫，胞状奇胎，妊娠中毒症，副腎性器症候群	アジソン病，汎下垂体機能低下症，卵巣機能低下症，黄体機能不全，無月経，排卵異常，絨毛上皮腫

専門医からのアドバイス

- 血中プロゲステロン値は排卵の有無を知り，黄体機能の指標となるため，排卵障害・不妊症・黄体機能不全では，排卵後の値が治療効果の目安になります．

（朝川秀樹）

4. 内分泌検査

hCG（ヒト絨毛性ゴナドトロピン）
human chorionic gonadotropin

基準値 尿中および血中 0.7 mIU/mL 以下

ポイント
- ヒト絨毛性ゴナドトロピン（hCG）は，胎盤から分泌される性腺刺激ホルモンである．
- αとβのサブユニットからなり，βサブユニットは，hCG特異性が示される．健常人では通常検出されない．
- 妊娠の早期診断，妊娠の経過観察，流産や子宮外妊娠などの異常の発見に，超音波断層法とともに用いられている．

高いとき
多胎妊娠，胞状奇胎，絨毛癌，異所性hCG産生腫瘍

👍 専門医からのアドバイス
- 絨毛性疾患の術後管理や治療効果の判定としては，ヒト絨毛性ゴナドトロピン（hCG）値の推移が一番鋭敏な指標となります．
- hCG産生腫瘍としては，絨毛性疾患以外に，卵巣癌，子宮頸癌，胃癌，肺癌，膵癌，精上皮腫などの悪性腫瘍が知られており，腫瘍マーカーの一つとして利用されています．

（朝川秀樹）

4. 内分泌検査

ANP（心房性ナトリウム利尿ペプチド）
atrial natriuretic peptide

基準値 43 pg/mL以下

ポイント

- ナトリウム利尿ペプチドファミリーは，心房から単離同定された，心房性ナトリウム（ANP）脳から単離同定された，脳性ナトリウム利尿ペプチド（BNP）同じく脳より発見された，Cタイプナトリウム利尿ペプチド（CNP）の3種類からなる．
- ANPは腎臓に働き，腎糸球体濾過率を上昇させ，尿細管でのNa再吸収を抑制することにより利尿作用を有し，末梢血管を拡張させることにより降圧作用を有する．
- 血中ANPの測定は，浮腫を伴う疾患の診断に有用であり，特に，心機能，腎機能障害の診断および重症度の判定，血液透析における体液量の管理に重要な意義をもっている．

高いとき
慢性心不全，慢性腎不全，発作性上室性不整脈，発作性心房細動・粗動，僧帽弁狭窄症，原発性アルドステロン症，高血圧，SIADH

低いとき
脱水，甲状腺機能低下症，腎不全透析後，尿崩症，出血

SIADH：抗利尿ホルモン不適合分泌症候群

👍 専門医からのアドバイス

- 血中ANP測定は，腎透析例での至適体重推定や除水の客観的指標として有用です．
- ANPは，急性心不全治療薬として広く用いられています．

（朝川秀樹）

4. 内分泌検査

BNP（脳性ナトリウム利尿ペプチド）
brain natriuretic peptide

基準値 18.4 pg/mL以下

ポイント

- 脳性ナトリウム利尿ペプチド（BNP）は，主として心室から分泌され，ANPと同様な作用を有しており，血管拡張作用，利尿作用をもち，体液量や血圧の調節に重要な役割を果たしている．
- BNPの測定は，心不全の病態の把握に重要な意義をもっている．すなわち，左室収縮機能低下症のスクリーニング検査，心不全の診断，重症度判定，予後の判定，治療効果の判定に活用できる．
- 心疾患の有無の診断には，BNP, ANPに加え，胸部X線，ECG，心エコー，動脈血液ガス分析などを行う．
- BNPに比しANPが明らかに高値を示す場合は，心房負荷の強い僧帽弁狭窄症などを考える．

高いとき
慢性心不全，本態性高血圧，慢性腎不全，急性心筋梗塞，心筋症，急性肺障害など

低いとき
健常人において血中BNP濃度は低いため，特別な疾患はない．

👍 専門医からのアドバイス

- BNPは，心機能を反映して上昇するため，症状が著明ではない，他の検査では検出しづらい心機能低下例でも，簡便に捉えることができます．
- BNP値は，心不全の予後とよく相関し，治療してもBNPが低下しなければ予後が悪いと判断されます．
- 検体の保存安定性が良好で，BNPと同等に有用なNT-proBNPも最近利用されています．

（朝川秀樹）

5. 腫瘍マーカー

5. 腫瘍マーカー

AFP

alpha-1 fetoprotein

基準値 10.0〜20.0 ng/mL以下（RIA・固相法）

ポイント
- AFP（α-フェトプロテイン，alpha-1 fetoprotein）は，CEAとともに癌胎児性蛋白の代表の一つで，胎児の肝臓で産生され，血中に存在している．
- 血中AFPは，原発性肝癌に対して特異性が高いが，急性肝炎，慢性肝炎，肝硬変症など，びまん性肝細胞破壊・再生疾患でも血中に現れる．
- 胃癌・膵癌の肝転移，胃癌そのものでも現れる場合がある．肝疾患以外では，睾丸・卵巣をはじめとする胚細胞腫瘍のうち，卵黄囊腫瘍（yolk sac tumor）で血中に現れる．

著しい増加 （1,000 ng/mL以下）	軽度〜中等度増加 （20〜200 ng/mL）	陰性〜 （20 ng/mL以下）
進行性肝細胞癌，小児肝芽（細胞）腫，卵黄囊腫（Con A affinityで鑑別）	進行性肝細胞癌，胚細胞腫瘍，転移性肝癌，肝炎，異常妊娠	進行/早期肝癌，肝炎/肝硬変，肝・胆管細胞癌，他の肝疾患，転移性肝癌

専門医からのアドバイス

- 進行した肝細胞癌であっても，約20％の症例で，AFPは高値を示しません．HBVやHCV陽性患者では，AFPが上昇しなくても，油断することなく定期的に画像検査を実施してください．
- 成人の良性疾患では，糖尿病・腎疾患でAFPが増加する場合があります．正常妊娠でも3ヵ月から高値を示しますが，出産後は低下します．

（岡野匡雄）

5. 腫瘍マーカー

CEA

carcino embryonic antigen

基準値 5.0 ng/mL以下（2抗体法） 2.5 ng/mL以下（RIA・固相法）

ポイント

- CEA（癌胎児性抗原）は，AFPとともに癌胎児性蛋白の代表の一つで，胎児の腸管で産生され，大腸癌の肝転移組織からも抽出されたので，癌胎児性抗原（CEA）と名付けられた．
- 近年，乳癌患者の乳頭分泌物のCEAが高値を示すことが報告され，早期乳癌（非浸潤性乳管癌）・潜在癌・非触知乳癌（T_0乳癌）の80％が診断可能とのデータもある．
- 胸・腹水，心嚢液，尿，脳脊髄液中のCEA値が，同一患者の血清中の値の2倍以上の高値であれば，有意な高値と考えられるので，画像診断・細胞診などを行う．
- CEAは癌の早期発見には役立たないが，臨床経過とは比較的相関するため，治療中・後の経過観察，再発の発見を目的として，定期的な測定が行われる．

CEA高値	CEA軽度増加
大腸癌（直腸癌を含む），胃癌，胆道系癌，膵癌，肺癌（腺癌・扁平上皮癌），原発性肝癌，転移性肝癌，食道癌，乳癌，甲状腺癌（髄様癌）	肝硬変・慢性肝炎，慢性膵炎，腎不全，甲状腺機能低下症，肺炎・気管支炎・結核，潰瘍性大腸炎，喫煙者，高齢者

CEA陽性率

悪性腫瘍全体：30～40％陽性		良性疾患：12～15％	
転移性肝癌	85％	甲状腺機能低下症	55％
膵癌	63％	腎不全	35％
大腸癌	55％	膵炎	25％
肺癌	53％	肝硬変・肝炎	20％
胆道系悪性腫瘍	40％		
胃癌・原発性肝癌	32％		
食道癌・乳癌	25％		
甲状腺癌	13％		

専門医からのアドバイス

- CEAは種々の悪性腫瘍で高値を示しますが，特異度が低く，また早期発見には役立ちません．診断にあたっては，必ず画像検査とともに判定する必要があります．

（岡野匡雄）

5. 腫瘍マーカー

CA19-9

carbohydrate antigen 19-9

基準値 37.0 U/mL以下（RIA・固相法）

ポイント
- CA19-9［糖鎖抗原19-9（carbohydrate antigwn 19-9）］は，膵癌を中心に，比較的特異性が高い消化器癌の腫瘍マーカーである．
- 若年女性や妊婦で高値を示すことがあるので注意する．
- 膵・胆管，消化管，気管支から発生する腺癌などで多く産生され，診断の補助と治療効果の判定に有用である．
- 膵癌では90％が陽性となり，その半数は1,000 U/mLを超す．
- 膵頭部の癌で閉塞性黄疸をきたすと，異常高値となる．膵ラ島腫瘍は陰性である．
- 胆嚢癌も80％以上で陽性となり，40％は1,000 U/mL以上を示す．

陽性（悪性疾患）		偽陽性（良性疾患）	
膵癌	80％	胆石症	14〜15％
胆道癌	70％	膵炎	10％前後
大腸癌	40％	肝炎・肝硬変症	7〜8％
胃癌	30％	卵巣嚢腫	50％
肝癌	20％	気管支拡張症	10％
その他		ヘビースモーカー	2〜3％

👍 専門医からのアドバイス

- 卵巣嚢腫では，良性のチョコレート嚢胞などでもかなりの高値を示し，癌との鑑別が難しい場合もありますので，必ず画像診断所見とあわせ総合的に判断しなければなりません．
- 血液型の一つであるLewis型（a-b-）の人は，膵癌・胆道癌になっても，CA19-9は全く上昇しません．したがって，CA19-9が上昇していないから大丈夫と考えるのは危険です．

（岡野匡雄）

5. 腫瘍マーカー

エラスターゼ-1

elastase 1

基準値 72～432 ng/dL（RIA 2抗体法（ダイナボット））

ポイント
- エラスターゼは，エラスチンを分解する蛋白分解酵素で，臨床的に測定するのは，膵エラスターゼ-1である．
- 膵の障害，膵液のうっ滞を反映して血中高値を示す膵酵素の一つである．

高いとき

急性膵炎，慢性膵炎，膵仮性嚢胞，膵損傷，膵癌，良性乳頭狭窄，乳頭部癌，胆管癌，総胆管結石症，消化性潰瘍，腸閉塞，腹膜炎，腎障害，腎不全

専門医からのアドバイス

- 膵癌に伴う膵液うっ滞や軽微な膵炎を捉えるため，症状の乏しい時期に膵癌を検知する意味で，膵癌のマーカーとされています．
- 腫瘍から産生される物質ではないため，癌の発育に相関して上昇することはありません．
- 治療経過の観察のためには，臨床所見と相関する腫瘍マーカー（CA19-9，DUPAN-2，CEAなど）が適当です．

（伊藤愼芳）

5. 腫瘍マーカー

PIVKA-Ⅱ

protein induced by vitamin K absence or antagonist Ⅱ

基準値
0.06 U/mL 以下（赤血球凝集反応）
0.100 AU/mLまたは1 μg/mL 以下（EIA法）
(AU : Arbitarty Unit, monoclonal antibody)

ポイント
- PIVKA-Ⅱ（protein induced by vitamin K absence or antagonist Ⅱ）は，ビタミンK欠乏下で産生される凝固活性をもたないプロトロンビン（第Ⅱ因子）のことである．
- 肝細胞癌の補助診断とビタミンK欠乏症の診断に役立ち，低分化肝細胞癌でも臨床病期によっては出現するので，AFP陰性肝細胞癌に利用される．

専門医からのアドバイス

- ビタミンKは食物に含まれるだけでなく，腸内細菌によって産生されています．そのため広域スペクトラムの抗生剤を長期投与すると，腸内細菌叢が影響を受け，ビタミンK欠乏状態となり，PIVKA-Ⅱが高値を示します．
- 肝細胞癌以外に，胆汁うっ滞時，肝・膵・胆道系の閉塞性機転（結石，炎症，腫瘍など），新生児，肝硬変でもPIVKA-Ⅱが高値になります．

（岡野匡雄）

5. 腫瘍マーカー

CYFRA

cytokeratin fragment

基準値 2.0 ng/mL 以下（IRMA法）

ポイント
- CYFRAは，上皮細胞の骨格をなす構造であるサイトケラチンの部分抗原の19フラグメントで，肺癌の腫瘍マーカーの一つである．
- CYFRAは，皮膚癌，子宮頸癌ではSCCより有用とはいえないが，肺癌では明らかにSCCより陽性率が高い．

肺癌での腫瘍マーカーの感度（％）

	CYFRA	CEA	SCC	NSE
全肺癌	58%	52%	34%	17%
小細胞癌	33%	44%	17%	61%
非小細胞癌	61%	54%	37%	10%
扁平上皮癌	73%	47%	61%	9%
腺癌	54%	60%	18%	12%
大細胞癌	49%	51%	29%	6%

肺扁平上皮癌病期によるCYFRA陽性率

ステージ	陽性率
I	42%
II	84%
IIIa	70%
IIIb	82%
IV	78%

👍 専門医からのアドバイス

- CEAと比べると，喫煙の影響も少なく，偽陽性率も低いので，有用な肺癌の腫瘍マーカーとして用いられています．

（岡野匡雄）

5. 腫瘍マーカー

NSE

neuron specific enolase

基準値 10 ng/mL 以下（RIA法）

ポイント

- NSE（neuron specific enolase）は，神経細胞や神経内分泌細胞が産生・分泌する解糖系酵素の一種である酵素・エノラーゼ（enolase）である．
- これにはα，β，γの3種のサブユニットと5個のアイソザイムがあり，αγ型のエノラーゼが神経細胞に存在するために，神経特異性エノラーゼ（NSE）と命名された．
- 内分泌腺の腫瘍，過形成病変や神経性腫瘍などで異常値を示すため，有用な腫瘍マーカーとなる．

高値を示す疾患

肺の小細胞癌，網膜芽細胞腫，甲状腺髄様癌，インスリノーマ，ガストリノーマ（無症候性），グルカゴノーマ，副腎褐色細胞腫，パラガングリオーマ，各種カルチノイド腫瘍，一部の脳腫瘍，小児の神経芽細胞腫，一部の腎芽腫

専門医からのアドバイス

- 腫瘍以外では，重篤な低酸素血症を呈する呼吸不全，人工透析後，脳血管障害，頭部外傷，髄膜炎などでも高値になることがあります．
- 治療で腫瘍細胞の破壊が起こると，逸脱酵素であることから，一過性に上昇することがありますので注意が必要です．

（岡野匡雄）

5. 腫瘍マーカー

CA125

carbohydrate antigen 125

基準値 35.0 U/mL 以下（RIA・固相法）

ポイント
- CA125（糖鎖抗原125）は，ヒト卵巣漿液性嚢胞腺癌（serous cyatadenocarcinoma）の腹水培養細胞（OCVA 433）を抗原として作られた．モノクローナル抗体が認識する糖蛋白である．
- 卵巣上皮から発生する癌の患者で高値を示すため，卵巣癌の腫瘍マーカーとして用いられている．
- 若年女性の性周期に伴って上下したり，子宮内膜症，卵巣嚢胞性疾患（皮様嚢腫など）でも高値を示す．

著しい高値（500 U/mL以上）	軽度～中等度（50～500 U/mL）
卵巣癌（上皮性＝漿液性，粘液性嚢胞腺癌など）	卵巣腫瘍（良性皮様嚢腫など），子宮筋腫，子宮内膜症，消化器癌（膵，胆道系，胃，肝など）肺癌，漿膜炎（腹，胸膜炎），その他

専門医からのアドバイス
- 子宮内膜症や消化器癌（膵癌，胆嚢癌，肝細胞含）でも，進行すると40～50％ぐらいは陽性となります．
- 良性疾患の卵巣皮様嚢腫でも悪性転化する場合があり，SCC，SLX，CEA等を同時に測定することには意義があります．
- 膵癌では，シアリルルイスA糖鎖抗原（CA19-9，CA50，KMO1，SPAN1）と組み合わせると有効です．

（岡野匡雄）

5. 腫瘍マーカー

CA15-3

carbohydrate antigen 15-3

基準値 27 U/mL 以下（ECLIA法）

ポイント

- CA15-3は乳癌に関連する抗原に対して作成されたモノクローナル抗体によって認識される糖蛋白である．
- 原発性乳癌の早期発見には役立たない（早期癌で2％の陽性率）．したがってCA5-3が陽性を示したら，すでにある程度進行した癌と考えるべきである．
- 乳癌再発の早期診断（40％以上の陽性率）に有用で，しかも術前陰性であっても術後の再発時に陽性になることもある．また，治療の効果判定や手術，放射線などの治療後の経過観察に有用である．
- 子宮筋腫，内膜症，卵巣腫瘍，肝硬変，妊娠後期では，ときに陽性を示すが，健常女性や乳腺の良性疾患では，陽性率は低い．

陽性となる疾患

- 乳癌（CA15-3が高値を示す場合は，進行乳癌と考える）
- 遠隔転移を起こした進行癌
  （卵巣癌，子宮癌（体部・頸部），膵癌，肺癌，腎癌，胃癌，大腸癌，肝癌）

👍 専門医からのアドバイス

- 乳癌に対する治療の直後に，一過性に高値を示すことがありますが，腫瘍細胞の壊死・破壊を反映した現象ですので，治療無効例と間違えて判断すべきではありません．

（岡野匡雄）

5. 腫瘍マーカー

SCC抗原
squamous cell carcinoma antigen

基準値 1.5 ng/mL 以下（RIA・固相法）

ポイント
- SCC（扁平上皮癌関連抗原・TA-4, squamous cell carcinoma antigen）は，頭頸部癌，肺癌，食道癌，子宮頸癌，皮膚癌等の扁平上皮癌で陽性となる．

SCC抗原陽性率	
皮膚癌	80%
肺癌	33〜71%
子宮頸部癌	30〜80%
頭頸部癌	34%
食道癌	30〜40%
卵巣癌	16%
（皮様嚢腫の悪性転化で	
扁平上皮癌成分を含むなど）	
【参考】	
肺癌　扁平上皮癌	53.4%
大細胞癌	40.0%
腺癌	33.2%
小細胞癌	12.0%

偽陽性率	
頭頸部領域	15%
呼吸器疾患	12%
婦人科疾患	10%
消化器疾患	3%

専門医からのアドバイス

- 子宮頸部癌では，CIS（上皮内癌）ではSCCは陰性，Ⅲ期以上では80%に陽性となります．
- 肺癌では，SCC，CEA，NSE，SLX，CYFRA等いくつかの腫瘍マーカーの組み合わせと，画像診断で，組織型の推定が可能となります．

（岡野匡雄）

5. 腫瘍マーカー

PSA

prostate specific antigen

基準値
4.0 ng/mL〔IRMA法（RIA・固相法）AbビーズPSA "栄研"〕
3.0 ng/mL〔IRMA法（RIA・固相法）タンデムPSA〕

ポイント
- PSAはヒトの前立腺組織のみに存在する前立腺特異抗原である．
- PSAは前立腺癌の早期から高値となり得るので，健診で広く用いられている．しかし，低分化癌では低値の場合も多い．

陽性	偽陽性（10ng/mL以下）
前立腺癌：進行期（D）90％近く陽性 　　　　　早　期（A）20～50％ （※前立腺肥大でも，5～30％陽性になるので注意が必要）	（慢性）前立腺炎，前立腺肥大 ・癌との鑑別には，より特異性の高い結合型PASを測定する．

専門医からのアドバイス

- 前立腺関連腫瘍マーカーは，直腸診や尿道カテーテル検査後には上昇しますので，注意が必要です．
- 前立腺癌は比較的進行の遅い癌ですので，年1回の検査で3 ng/mL以上の増加があれば，画像検査などを行うべきです．

（岡野匡雄）

6. 免疫血清学検査

6. 免疫血清学検査 / 1. 炎症マーカー

CRP

C-reactive protein

基準値	定量法	0.3 mg/dL 以下（免疫比濁法） 200～400 μg/dL 以下（免疫比濁法LPIAシステム） 200～700 ng/mL 以下（ラテックス凝集法） 0.2 μg/mL（TIA法，LN法）
	定性法	（－）（毛細管沈降法，一元放射状免疫拡散法－SRID）

ポイント
- CRP（C-reactive protein：C反応性蛋白）は，急性期反応性蛋白の代表である．肺炎双球菌の細胞壁から抽出されたC多糖体と，沈降反応を起こす血清蛋白である．
- CRPは，炎症の早期診断，スクリーニングおよび経過観察に広く有用性をもつ．

上昇する場合 (mg/dL)		正常・ほとんど上昇しない場合（原則として）
0～2	妊娠，喫煙，急性虫垂炎（初期），腎移植後の拒絶反応	上気道ウイルス感染，気管支喘息，狭心症，動脈硬化，本態性高血圧，合併症のない心不全，ウイルス心筋炎，炎症のない胆石，胃炎，胃潰瘍，消化管出血，尿管結石，ネフローゼ，腎炎，貧血，多発性骨髄腫，正常妊娠，未熟児・乳児の炎症，内分泌代謝疾患，脳神経疾患，皮膚疾患，表在性真菌感染症
0～10	悪性腫瘍，ウイルス感染，SLE，サルコイドーシス，心筋梗塞，心不全，クローン病，潰瘍性大腸炎	
2～20	細菌感染症，関節リウマチ，外傷，手術後，急性膵炎	
2～20以上	敗血症，肺炎，血管炎	

専門医からのアドバイス

- CRPはサイトカイン（IL-1, IL-6, TNFα等）で産生が促進される単一の蛋白であり，炎症刺激に対し，迅速，鋭敏に反応します．

(米倉修司)

6. 免疫血清学検査 / 1. 炎症マーカー

赤血球沈降速度（ESR）

oral glucose tolerance test

基準値
1時間後の測定値を用いるのが普通
男性：10 mm/時 以下　　女性：15 mm/時 以下

ポイント
- 赤血球が互いにくっつき合い（連銭形成），沈降を始める．
- 赤沈（ESR）が促進する疾患として，①急性，慢性炎症，②赤血球減少，③組織崩壊をきたす疾患，④血漿蛋白に異常をきたす疾患，に大きくグループ分けされる．
- 赤沈（ESR）亢進とCRP陽性は ほぼ同様の病態で認められ，多くの炎症性疾患，組織破壊性病変が含まれる．

赤沈（ESR）が亢進（促進）するとき

著明亢進（100mm/時以上）	高度促進（50mm/時以上）	促進（15mm/時以上）
M蛋白血症（原発性マクログロブリン血症，多発性骨髄腫）	自己免疫性溶血性貧血，SLE，関節リウマチ，寒冷凝集素症，クリオグロブリン血症，高γ-グロブリン血症，肺結核活動期	ネフローゼ症候群，心筋梗塞，肝硬変，貧血，白血病・悪性リンパ腫，急性・慢性感染症，悪性腫瘍，妊娠

赤沈（ESR）が遅延するとき
- 赤血球増多症（多血症，脱水症），無フィブリノーゲン血症，線溶亢進，DIC，重症肝障害，L-アスパラギナーゼ使用後．

赤沈（ESR）とCRPの関係

	CRP陽性	CRP陰性
赤沈（ESR）亢進のとき	多くの炎症性疾患，組織崩壊のあるとき，臨床的には通常相関してみられる	急性炎症の回復期，貧血，ネフローゼ症候群，妊娠，高γ-グロブリン血症，とくにM蛋白血症
赤沈（ESR）亢進をみないとき	急性炎症の初期 低フィブリノーゲン血症，DIC	まず，一般状態良好

👍 専門医からのアドバイス
- 赤沈（ESR）は非特異的な検査であり，他の検査値や臨床所見で異常の存在が示されるにもかかわらず赤沈が正常である場合（DIC等）も意味があるので，赤沈のみを重視することなく，総合的に判断する必要があります．

（米倉修司）

6. 免疫血清学検査　2. 感染症関連検査

HAV（A型肝炎ウイルス）関連の検査
hepatitis A virus

基準値
IgM-HA 抗体：陰性（0.9未満）
HA 抗体 あるいは IgG-HA 抗体：陰性（阻止率30％以下）
HAV-RNA：陰性

ポイント
- A型肝炎ウイルス（HAV）は，急性肝炎をきたすウイルスの代表で，現在でも散発型急性肝炎の約30％を占めるとされる．
- A型肝炎ウイルスは，糞便中に排泄され，糞口感染で伝播するので，患者の発生は衛生環境に影響されやすい．
- **A型急性肝炎の診断に用いる検査項目**：急性肝炎の臨床像および1～2ヵ月前までの貝類等の摂取歴から，A型急性肝炎を疑う．その後，血清学的診断によって診断を確定する．
- 血清学的診断としては，IgM型HAV抗体の測定が有用である．
- IgM型抗体は発症前後から出現し，3～4週間目に抗体価が最高値となり，以後3～4ヵ月かけて次第に低下する．
- **検査結果の解釈**：発症時のIgM型HAV抗体が陽性であれば，急性A型肝炎と診断することができる．
- 急性期と回復期（2週の間隔をあけた）ペア血清で，HA抗体あるいはIgG-HA抗体が4倍以上上昇したことを確認すれば，急性A型肝炎と診断することができる．

IgM型抗HAV	IgG型抗HAV またはTotal抗HAV抗体	意　義
＋	－～＋	急性A型肝炎 最近感染が起こったことを示す．
－	＋	過去の感染（6ヵ月以上）
－	－	感染していない

👍 専門医からのアドバイス

- HAVは患者の糞便中に排出されて感染性を有しますが，糞便中にHAVが排出される期間は，主に発症前の潜伏期間の後半の1/2（約14日間）から，黄疸を発症後1週間以内といわれています．ただし新生児，特に未熟児では，発症後より長期に（ときに6ヵ月後まで）HAVの排出が続く場合があります．

（上原由紀，古川恵一）

6. 免疫血清学検査 / 2. 感染症関連検査

HBV（B型肝炎ウイルス）関連の検査
hepatitis B virus

基準値
HBs抗原：陰性
HBs抗体：陰性

ポイント

- **HBs抗原，HBs抗体**：血中HBs抗原が陽性ということは，現在HBVに感染していることを意味し，HBs抗体が陽性ということは，過去のHBV感染を意味する．
- **HBe抗原，HBe抗体**：HBVの増殖に伴いHBc抗原蛋白のC末端部分が一部切断され，可溶性のHBe抗原蛋白として血中に放出される．これが，HBe抗原である．
  - HBe抗原量は増殖やウイルス量を反映し，一般にHBe抗原陽性者は感染性が高い．
  - HBe抗原陽性のB型肝炎では，HBe抗原の陰性化に続くHBe抗体の出現，すなわちセロコンバージョンをもって肝炎の鎮静化としてきた．
- **IgM型HBc抗体**：HBV感染初期あるいはB型慢性肝炎の増悪時に血中に出現し，2～12ヵ月の間に陰性化するのが一般的である．
- **HBV-DNA定量**：HBVの遺伝子量を測定し，血液中のウイルスを定量的に捉えることができる．
- **HBV per-C領域変異解析**：HBe抗体陽性の慢性活動性肝炎や劇症肝炎症例の病態の把握や予後の推定に有用である．

HBVの主な各種抗原および抗体

HBs抗原	HBs抗体	HBe抗原	HBe抗体	意 義
＋	－	＋	－	現在の感染（活動性高）
		－	＋	現在の感染（活動性低）
－	＋		＋	過去の感染
＋	＋	＋or－	＋or－	亜型の異なるHBVの重複感染

（西崎統ら：看護に役立つ検査値の読み方・考え方．より引用）

👍 専門医からのアドバイス

- HBVが慢性化するのは，ほとんどが幼児期の感染で，その多くは母子感染（垂直感染）によるものです．健康成人での感染では慢性化することは稀ですが，免疫力の低下した状態（担癌患者，ステロイド使用者，AIDSなど）での感染は，慢性化することも知られています．

（藤田善幸）

6. 免疫血清学検査 / 2. 感染症関連検査

HCV（C型肝炎ウイルス）関連の検査
hepatitis C virus

基準値 陰性

ポイント

- HCV抗体検出系は，第一世代から始まり，現在は第三世代まで開発されている．
- これにより現在では，95％以上のC型慢性肝炎を血清学的に診断することが可能となった．
- 現在，C型慢性肝炎を診断する場合に，第一世代を用いるメリットはない．スクリーニングには，第二または第三世代を用いるべきである．
- HCVの定量：2007年12月からはリアルタイムPCR法によるHCV-RNA定量（コバスTaqMan）が可能になり，保険適用にもなっている．
- コバスTaqManは，従来法に比べて極めて高感度で，より広範囲にウイルス量が測定できるため，定性検査と定量検査の使い分けが不要になった．
- HCV遺伝子型（genotype）とHCVグルーピング（serotype）：genotype 1a, 1bがserotype 1に，genotype 2a, 2bがserotype 2に相当する．1b（serotype 1）が最もインターフェロン治療に反応しない型であるが，日本人の場合，7割がこの型である．

専門医からのアドバイス

- HCVは血液を介して感染するため，出血をきたす可能性のある検査，処置，手術での感染の危険があり，これらを行う前に，その感染の有無を確認する必要があります．

（藤田善幸）

6. 免疫血清学検査　2. 感染症関連検査

HIV-1/HIV-2関連の検査
human immunodeficiency virus 1 / 2

基準値

抗ヒト免疫不全ウイルス（HIV）抗体
　HIV-1/2スクリーニング検査・確認検査：陰性
HIV-RNA：400コピー/mL未満，高感度法50コピー/mL未満
CD4陽性リンパ球数：リンパ球数の35〜53%

ポイント

- ●ヒト免疫不全ウイルス（human immunodeficiency virus：HIV）は，後天性免疫不全症候群（acquired immunodeficiency syndrome：AIDS，エイズ）の原因となるウイルスである．
  - ・HIVは，血清学的・遺伝学的性状の異なるHIV-1とHIV-2に大別され，HIV-1は全世界に分布している．
  - ・これに対して，HIV-2の分布は，主に西アフリカ地域に限局している．
- ●検査項目と結果の解釈：
  - ・HIV感染の診断には，まず血中のHIV抗体検出が行われる．
  - ・HIV抗体の検出には，まずELISA法や粒子凝集法（particle agglutination：PA法）による抗体のスクリーニングが行われる．
  - ・抗体のスクリーニング検査が陽性，あるいは判定保留の場合や陰性でも，臨床状況からHIV感染が強く疑われる場合には，Western Blot法による抗体確認検査と血中HIV検出を同時に行うことが推奨される．
  - ・HIV検出については，現在のところRT-PCR法によるHIV-DNA/RNA検出および定量が最も一般的である．

専門医からのアドバイス

- ●感染性の証明された体液として，血液，腟分泌物，精液，母乳があります．
- ●胎盤を介して，胎児に垂直感染することも知られています．
- ●唾液による感染の可能性はきわめて低く，蚊などの昆虫を介した感染は証明されていません．

（上原由紀）

6. 免疫血清学検査 / 2. 感染症関連検査

HTLV-1関連の検査

human T-lymphotrophic virus type 1

基準値

抗HTLV-1抗体検査
　PA法：陰性，EIA法：陰性，Western Blot法：陰性
HTLV-1抗原検査
　プロウイルスDNA検出（PCR法，Southern Blot法）：陰性

ポイント

- HTLV-1（human T-lymphotrophic virus type-1）は，ヒトレトロウイルスであり，20～30年と長い潜伏期間の後に感染細胞の一部が腫瘍化して，成人T細胞白血球病（adult T cell leukemia：ATL）を発症したり，HTLV-1関連ミエロパシー（HTLV-I-associated myelopathy：HAM）と呼ばれる痙性脊髄麻痺を起こしたりするウイルスである．
- 全国のHTLV-1キャリアは約100万人，ATL発症数は年間約700例といわれる．沖縄，鹿児島，宮崎，長崎各県のキャリア率は約5％で，世界的にみても最もHTLV-1地域集積性が強い．その他，四国西南部もキャリアが多い．
- HTLV-1の感染経路は，母乳による母子感染が主である．
- 他の感染経路は，血液の移入（輸血，臓器移植，注射）と性交渉に限定される．
- HTLV-1キャリアの多くは生涯無症候で経過するが，キャリアのうち5～10％がATLを発症する．ATLのほとんどは，幼少時に母乳感染したキャリアに発症するが，発症後は2年以内に死亡する例が多い．
- HTLV-1感染の診断に用いる検査項目：HTLV-1感染の診断は，抗体検査による．まずゼラチン凝集（PA）法で，抗体測定を行う．PA法は感度が高いためスクリーニング検査に適している．
  - 次に選択される抗体検査は，EIA（enzyme immunoassay）法およびWestern Blot法である．EIA法の感度は95～100％であるが，特異性が99％以上である．また，Western Blot法は最終の確認検査として用いられ，感度，得異度ともに高い．

専門医からのアドバイス

- キャリアーの女性が出産した後は，母乳を与えないように指導することが必要です．
- キャリアーのATL発症は比較的稀であり，よく説明して，不要な不安感を与えないことが大切です．

（上原由紀，古川恵一）

6. 免疫血清学検査 / 2. 感染症関連検査

単純ヘルペスウイルス (HSV)

herpes simplex virus

基準値

抗原：陰性〔FA（蛍光抗体法），PCR法，シェルバイアル法，ウイルス分離・同定〕

抗体：
- CF（補体結合反応）法　　血清＜4倍　髄液＜1倍
- NT（中和反応）法　1型　血清＜4倍　髄液＜1倍　　2型　血清＜4倍　髄液＜1倍
- IFA（蛍光抗体）法　IgG　血清＜10倍　髄液＜1倍　　IgM　血清＜10倍　髄液＜1倍
- ELISA（酵素抗体）法　IgG　血清＜2.0倍　髄液＜0.20倍　IgM　血清＜0.80倍　髄液＜0.80倍

ポイント

- ヘルペス感染症：FA法やPCR法を用いて検体から抗原を検出する迅速診断は，有用性が高い．
- HSV-1とHSV-2の型別判定は，抗原検出のDFA法，PCR法，抗体検出のNT法，IFA法，ELISA法で可能である．
- CF法が，スクリーニング検査としては一般的である．
- 10～20日間隔のペア血清で4倍以上の差を認めれば，有意と判定される．

高いとき

初感染	再活性型
①不顕性感染（90％以上） ②顕性感染 　1）急性歯肉口内炎，口唇ヘルペス 　2）ヘルペス角結膜炎 　3）皮膚：単純ヘルペス 　　　　ヘルペス壊疽 　　　　カポジ水痘様発疹症 　4）呼吸器：鼻炎，咽喉頭炎，扁桃炎，気管支炎，肺炎 　5）消化器：肝炎，食道炎 　6）泌尿生殖器：性器ヘルペス 　7）神経系：脳炎，髄膜炎，脊髄炎，神経炎，ベル麻痺，神経痛 　8）新生児ヘルペス 　9）流産：死産，先天奇形	①皮膚粘膜：口唇ヘルペス ②眼：ヘルペス角結膜炎 ③泌尿生殖器：性器ヘルペス ④中枢神経系：脳炎

局所の病変に留まり抗体価の上昇をみないものは，抗原の検出を行う．

（村上純子）

サイトメガロウイルス (CMV)

cytomegalovirus

基準値

抗体検査：FA法 10倍未満，EIA法 陰性
ウイルス分離培養：陰性
細胞学的診断：陰性
抗原検査（CMVアンチゲネミア，遺伝子学的診断）：陰性

ポイント

- サイトメガロウイルス（CMV）は，ヘルペスウイルス科に属するウイルスであり，主に唾液腺，腎臓，前立腺，子宮頸管，白血球に潜伏感染する．
  - 抗体検査：IgM，IgGの個別測定が可能な蛍光抗体法（FA），酵素抗体法（ELISA）が頻用されている．補体結合法（CF）はスクリーニングに用いられるが，感度が低い．
  - 遺伝子学的診断：ウイルス量の定量性があるPCR法が広く行われ，各種のPCRキットが市販されている．

（上原由紀）

6. 免疫血清学検査 / 2. 感染症関連検査

EBV関連の検査

Epstein-Barr virus

基準値

抗VCA抗体，抗EA抗体，抗EBNA抗体：陰性（10倍以下）

ポイント

- EBV（Epstein-Barr virus）は，ヘルペスウイルスの一種であり，Bリンパ球に感染する．大半の人が感染するウイルスで，感染経路は唾液を介するものが主体である．
- 小児期の感染は，ほとんどが無症候性であるが，青年期や成人期の初感染は伝染性単核球症（infectious mononucleosis：IM）をひき起こす．
- 抗VCA（virus capsid antigen）抗体（IgM, IgG）
  - EBVは潜伏期間が数週間と長いため，いずれの抗体も臨床所見が出現した時点では，すでに陽性となっていることが多い．
  - 特にIgMは徐々に低下して約3ヵ月後に陰性化するため，急性感染のよい指標となる．IgGは，生涯陽性が持続し，EBV既感染の指標となる．
- 抗EA（early antigen）抗体（IgG）
  - これも臨床所見が出現した時点では，すでに陽性となっていることが多い．2種類のサブセット（抗-D，あるいは抗-R）に分類されるが，抗-D抗体が主に用いられる（抗-R抗体は陽性率が低いため，用いられることは少ない）．
  - 回復時には陰性化するため，急性感染の指標として有用であるが，終始陰性でも急性感染の否定はできないことに注意する．
- 抗EBNA（EBV nuclear antigen）抗体（IgG）
  - 臨床所見出現後6～12週で陽性化し，生涯陽性が持続する．
  - この抗体が陽性であれば，急性感染を否定することができる．

専門医からのアドバイス

- 伝染性単核球症（IM）様の症状をきたすEBV以外の原因として，以下のような疾患が知られています．
  - サイトメガロウイルス（IMの5～7%）
  - 急性トキソプラズマ症（IMの1%以下）
  - ウイルス性肝炎，風疹，急性HIV感染，A群溶連菌性咽頭炎．

（上原由紀）

6. 免疫血清学検査 / 2. 感染症関連検査

その他のウイルス抗体価

ポイント
- ウイルス感染症の最も確実な診断法は、ウイルスそのものの分離・同定であり、ついでウイルス粒子や抗原あるいは核酸の検出であるが、検体採取の部位や時期が限定されており「いつでも、どこでも」というわけにはいかない。
- PCR法（微量のウイルスを増幅し検出する）もあるが、保険適応は限られている。
- 現状では、ウイルス感染症の診断は、病原体として疑われるウイルスの抗体価測定で行われている。

検出抗体の性質

抗体	性質	抗ウイルス活性	胎盤通過性
IgM	感染の早期に産生されるが、短期間で消失	＋	－
IgG	遅れて出現するが、漸減しながら長期間持続	＋	＋
IgA	IgMにやや遅れて出現し、やや長期間検出可能	＋	－

各抗体検査法とその特徴

検査方法	検査の原理	特徴
CF（補体結合反応法）	抗原抗体複合体と結合した補体が感作血球を溶血することを指標とする。	①群特異性が高い ②比較的早期に抗体は消失する ③スクリーニング用
HI（赤血球凝集抑制反応法）	赤血球凝集能をもつウイルスの場合、その凝集を抑制する抗体を検出。	①型特異性が高い ②早期に抗体が上昇し、持続する
IFA（間接免疫蛍光法）	感染細胞中のウイルスと抗体との反応を蛍光標識抗体で検出。	①抗体の分画が可能 ②型特異性が高い
ELISA（酵素免疫測定法）	固相化したウイルス（＝抗原）と抗体を反応させ、酵素標識抗体で検出。	①抗体の分画が可能 ②定量的データが得られる ③高感度
C-ELISA（捕捉酵素免疫測定法）	ELISA法の酵素標識抗体に抗IgM・抗IgG抗体を用いる。	①局所抗体検出可能 ②定量的データが得られる ③高感度

PHA (受身赤血球凝集反応法)	固定化赤血球にウイルス（＝抗原）を吸着させ，抗体を反応させた後，凝集の有無をみる．	①高感度
PA (受身凝集反応法)	固定化ゼラチン粒子にウイルス（＝抗原）を吸着させ，抗体を反応させた後，凝集の有無をみる．	①高感度 ②PHA法より非特異的な凝集が少ない

👍 専門医からのアドバイス

●IgM抗体価が高値を示せば，1回の抗体測定でも感染を診断できますが，通常は，急性期（発病の早期）と回復期（発症から10～14日目）のペア血清の抗体価が4倍以上上昇した場合に，そのウイルスの感染を推定します．

(村上純子)

6. 免疫血清学検査 / 2. 感染症関連検査

クラミジア

Chlamydia

基準値

抗原	C.trachomatis	EIA（酵素免疫測定）法		陰 性
		FA（蛍光抗体）法		陰 性
抗体	C.trachomatis	ELISA（酵素免疫測定）法		IgG＜0.90
				IgA＜0.90
		IFA（蛍光抗体）法		IgG＜10倍
				IgM＜10倍
	C.psittaci	CF（補体結合反応）法		血清＜4倍
				髄液＜1倍
		IFA（蛍光抗体）法		IgG＜10倍
				IgM＜10倍
核酸	C.trachomatis	Hyb（核酸ハイブリダイゼーション）法		陰 性
		PCR法		陰 性
		LCR法		陰 性

ポイント

- クラミジアは世界中に存在する感染症で、多様な病像を呈する。ヒトに感染するのは、①性感染症（STD）、トラコーマ、新生児肺炎・結膜炎の原因となる*Chlamydia trachomatis*（Ct）、②オウム病の原因となる*Chlamydophila psittaci*（Cps）、③上気道感染や肺炎の原因となる*Chlamydophila pneumoniae*（Cpn）の3種類である。
- クラミジアは分離・培養が困難なため、免疫学的に抗原あるいは抗体を検出するのが一般的である。
- Hyb（核酸ハイブリダイゼーション）法、PCR法、LCR法などの遺伝子診断も有用性が高い。

抗体価が高いとき

C.trachomatis	C.psittaci
①男性尿路性器感染：尿道炎、副睾丸炎 ②女性性器感染：卵管炎、骨盤内感染 ③Ct感染男性のパートナーの女性 　（多くは自覚症なし） ④眼科領域の感染：トラコーマ、封入体性結膜炎 ⑤肺炎、鼻咽頭炎、中耳炎 ⑥性病性リンパ肉芽腫症	①肺炎（ペニシリン系やセフェム系が無効） ②心外膜炎 ③心内膜炎 ④心筋炎

👍 専門医からのアドバイス

- *C.trachomatis*（Ct）による尿路性器感染では、抗体価があまり上昇しません。また、しばしば、再感染がみられます。
- *C.trachomatis*（Ct）感染では、抗原検出が一般的です。

(村上純子)

6. 免疫血清学検査　2. 感染症関連検査

マイコプラズマ抗体価
Mycoplasma pneumoniae

基準値
CF（補体結合反応）法：血清＜4倍，髄液＜1倍
PA（受身凝集反応）法：血清＜40倍，髄液＜40倍
ELISA（酵素抗体）法：カットオフ値以下

ポイント
- *Mycoplasma pneumoniae* は，ヒトからヒトへ飛沫感染し，肺炎，気管支炎，咽頭炎等の呼吸器感染症の原因となる微生物である．
- *M.pneumoniae* に感染すると抗体が産生され，数週間でピークに達する．
- 通常，急性期と回復期（2～3週間後）のペア血清を用いて，回復期の抗体価が急性期の4倍以上であれば，有意の上昇と判定する．
- ELISA法を用いて，感染初期に出現するIgM抗体を測定すれば早期診断に役立つ．簡易法を用いて約10分で判定できる迅速診断キットも市販されている．

抗体価が高いとき

M.pneumoniae 感染	マイコプラズマ肺炎
	肺炎以外の感染症・合併症 　気管支炎，咽頭炎，鼓膜炎 　成人呼吸促迫症候群 　溶血性貧血 　多発性関節炎 　髄膜脳炎 　ギラン・バレー症候群

👍 専門医からのアドバイス

- *M.pneumoniae* に感染すると，CF抗体価（おもにIgG）は数ヵ月にわたって持続的に高値を示すので，ワンポイントの採血で判断をしなくてはならない場合は，IgM抗体を検出する方法とCF法をあわせて測定することが勧められます．

（村上純子）

6. 免疫血清学検査 / 2. 感染症関連検査

ASO/ASK

anti-streptolysin O / anti-streptokinase

基準値

ASO：乳児 100 Todd 単位以下
　　　5歳以上の小児 333 Todd 単位以下
　　　成人 250 Todd 単位以下（Rantz-Randall法）
ASK：1,280 倍以下

ポイント

- レンサ球菌の中で，ヒトに病原性を有するβ溶血レンサ球菌（溶連菌）は，その菌体抗原の種類に従ってA群，B群…と分類されている．
- レンサ球菌の急性感染では，多くは咽頭炎や扁桃腺炎，皮膚軟部組織炎，中耳炎，産褥熱などの化膿性感染症を認める．
- 全身性でショックや壊死性筋膜炎，臓器不全を伴う劇症型感染症となることがある．
- ASO/ASKの測定と結果の解釈：
  - 溶連菌の急性感染症では，適切な検体採取がなされ，検査が迅速に開始されれば，起因菌の培養同定は難しくない．
  - 近年では，感染巣局所から迅速抗体検査が行えることから，ASOやASKを測定して診断を行うことは少ない．
  - 急性扁桃腺炎におけるASOの陽性率は50～100％である．

陽性率と疾患			ASOが偽陽性となる場合
	ASO	ASK	
急性扁桃炎	50～100％	───	咽頭等の健康保菌者，高コレステロール血症をきたす疾患，骨髄腫や慢性炎症などによる高γグロブリン血症
リウマチ熱	80％強	60～90％	
急性糸球体腎炎	60～100％	50％	
猩紅熱	30～90％	30～50％	

👍 専門医からのアドバイス

- ASOやASKの抗体価と，リウマチ熱や急性糸球体腎炎の重症度との間には，関連は認められない．

（上原由紀，古川恵一）

6. 免疫血清学検査 / 2. 感染症関連検査

梅毒血清反応

Treponema pallidum

基準値

	定 性	定 量
STS ガラス板法（沈降反応）	陰 性	<1倍
VDRL法（沈降反応）	陰 性	<1倍
RPRカード法（凝集反応）	陰 性	<1倍
TPHA（PHA：受身赤血球凝集反応法）	陰 性	<80倍
分画TPHA（TP-IgG, IgM）（PHA）		<2倍
FTA-ABS（FA：蛍光抗体法）	陰 性	<20倍

ポイント

- 梅毒トレポネーマ（*Treponema pallidum : TP*）に感染すると，3～4週の潜伏期の後，第1期梅毒が発症する．
- 第1期梅毒では，局所の硬性下疳が認められるので，ここから暗視野顕微鏡下に直接TPを証明すれば，診断が確定する．
- STSはカルジオリピンを抗原として，抗カルジオリピン抗体を検出する非特異的な検査であるが，梅毒に対する鋭敏度が高く，抗体の消長が臨床経過とよく一致し，簡単に大量の検体を処理できるので，現在でも汎用されている．
- 一般的には，STSの一つとTPHAを組合せて検査を行い判定する．

検査結果の解釈と対策

STS	TPHA	解 釈	対 策
−	−	①非梅毒 ②感染直後の梅毒[1] ③反応陽性化前に治療された梅毒	→数週後に再検あるいはFTA-ABSを施行 →数週後に再検し，陰性を確認
＋	−	①感染初期の梅毒 ②偽陽性	→数週後に再検あるいはFTA-ABSを施行 →FTA-ABSで確認し，陰性なら原因検索
＋	＋	①梅毒 ②偽陽性（稀）	→FTA-ABSで確認し，陰性なら原因検索
−	＋	①治療後の梅毒 ②感染後長期経過した梅毒 ③偽陽性（稀）	→再検あるいはFTA-ABSで確認し，③については原因検索

[1] 抗体が陽性化するのは通常FTA-ABS，STS，TPHAの順で，第1期での陽性率はFTA-ABSが81～87％，STSが68～76％，TPHAが50～60％である．感染のごく早期にはすべての検査で陰性を示す可能性があるので，注意が必要である．

👍 専門医からのアドバイス

- TPHAは，いったん陽性になると治療が行われても陽性のまま持続します．したがって治療効果や治癒の判定には適しません．（村上純子）

6. 免疫血清学検査 / 2. 感染症関連検査

エンドトキシン

endotoxin

基準値 比濁時間分析法：5 pg/mL以下（37.0 mEU/mL以下）

ポイント
- エンドトキシンとは，グラム陰性桿菌の細胞外膜に存在するリポ多糖体である．
- エンドトキシンは，グラム陰性桿菌による菌血症において，血中で多くの血漿蛋白やリポ蛋白と結合した状態で存在する．

👍 専門医からのアドバイス
- 偽陽性を呈する状況としては，検体採取時の汚染が最も警戒されます．

（上原由紀）

6. 免疫血清学検査 / 2. 感染症関連検査

真菌抗原/抗体 (β-Dグルカン, カンジダ抗原, クリプトコックス抗原, アスペルギルス抗原)

基準値

β-Dグルカン
 比色法（ファンギテック®GテストMK）20 pg/mL以下
 比濁法（βグルカンテストワコー）：11 pg/mL未満
カンジダ抗原：陰性　　クリプトコックス抗原：陰性
アスペルギルス抗原：陰性

ポイント

- 深在性真菌症は，免疫不全患者における重要な日和見感染症で，医療の高度化に伴い頻度が高まっている．
- 感染巣から原因の真菌を培養・検出することが診断の基本であるが，深在性真菌症患者においては検体採取が困難な場合が多く，陽性率も低いため，診断に難渋することがしばしばである．
- 真菌抗原検査は，血中や髄液中の抗原を検出する検査であり，その迅速性から深在性真菌症の診断に補助的に用いられる．

□カンジダ抗原
- 血液中から，カンジダの細胞壁の主要成分であるマンナンを検出する方法．あるいはカンジダの主要代謝産物であるD-アラビニトールを検出する方法がある．

□クリプトコックス抗原
- クリプトコックスは日和見感染症のほか，健常人にも感染することがある．
- 肺に初感染巣を作り，血流を介して髄膜炎を起こすほか，全身に播種性感染を起こすことがある．

□アスペルギルス抗原
- アスペルギルスは経気道的に感染し，肺に到達する．病変としては，アレルギー性と組織侵襲性のもの，空洞に菌塊を形成するものに大別されるが，区別が困難なものもある．
- アスペルギルス抗原の検出には血液を用い，細胞壁構成成分であるガラクトマンナンを検出する方法，PCR法を用いてmRNAやDNAを検出する遺伝子診断法がある．
- 遺伝子診断法は，まだ標準的方法が確立されていないが，感度は90％以上と考えられている．

専門医からのアドバイス

- カンジダ菌血症では20～40％に眼内炎を伴うとされ，失明率も高い疾患です． (上原由紀)

6. 免疫血清学検査 / 3. 自己免疫関連検査

リウマチ因子

rheumatoid factor

基準値
リウマチ因子（RF）定量：0～20 IU/mL
RAPA（RAHA）テスト：40倍以下
IgG-RF：2 U/mL以下

ポイント
- 多関節炎の鑑別診断のために測定されることが多い．RA（関節リウマチ）の分類基準（1987年，ACR）および日本リウマチ学会早期RA診断基準（1994年）の1項目である．RA以外の膠原病，膠原病近縁疾患でも陽性となることが多い．
- RA患者の約80％で陽性となる．

👍 専門医からのアドバイス

- 「リウマチ因子陽性＝関節リウマチ」ではありません．
- 関節炎があるが，リウマチ因子陰性の場合に疑う疾患
  →seonegative RA，あるいは以下の疾患……リウマチ熱，変形性関節症，感染性関節症，痛風，ベーチェット病，強直性脊椎炎など．
- リウマチ因子陽性であるが，明らかな関節炎のみられない場合
  →高齢者，慢性感染症，糖尿病，肝硬変，結核，梅毒，腫瘍性病変など．

（岩本逸夫，中島裕史）

6. 免疫血清学検査 / 3. 自己免疫関連検査

抗核抗体

ANA : antinuclear antibody

基準値 20～40倍未満

ポイント
- 細胞核内に含まれる多種類の抗原物質に対する自己抗体群を，抗核抗体と総称する．蛍光抗体法で核全体に対する抗原抗体反応を検出するので，スクリーニングに適している．

強陽性（1,280倍以上）	陽性（160～640倍）	弱陽性（40～80倍）
全身性エリテマトーデス（SLE），混合性結合組織病（MCTD），強皮症（SSc），シェーグレン症候群などの自己免疫疾患の可能性が高い．	左記の疾患の他に，多発筋炎（PM），皮膚筋炎（DM），関節リウマチ（RA），抗リン脂質抗体症候群，橋本病，原発性胆汁性肝硬変（PBC），自己免疫性肝炎，重症筋無力症などの自己免疫疾患の可能性が高い．一部の健常者でも陽性のことがある．	悪性腫瘍や感染症でもありうる．

高値（陽性）を示す場合

蛍光染色所見	特異抗核抗体	臨床的意義
均質あるいはびまん型（homogeneous or diffuse）	抗ヒストン抗体	薬剤誘発のループスの95%，SLEの30%，RAの15%
	抗DNP抗体	SLEの10%：特異性が高い
	抗DNA抗体	SLE
シャギーあるいは辺縁型（shaggy or peripheral）	抗二本鎖DNA抗体	SLEの60～70%，特異性が高い
斑紋型（speckled）	抗U1-RNP抗体	MCTDでは全例高値，特異性は低い レイノー現象，高血圧を合併
	抗Sm抗体	SLEの15～30%，特異性が高い
	抗SS-B/La抗体	シェーグレン症候群の20～40%，特異性が高い
	抗Ki抗体	SLEに特異的，肺線維症を合併
	抗Scl-70抗体	SScの20～40%，肺線維症の合併が多い

（次頁へ）

蛍光染色所見	特異抗核抗体	臨床的意義
核小体型 (nucleolar)	抗U3-RNP抗体	SSc
	抗RNAポリメラーゼ抗1抗体	SSc
	抗PM-Scl抗体	オーバーラップ症候群
散在斑点型 (discrete speckled)	抗セントロメア抗体	SScの20〜40%，CREST症候群で特異性が高い
PCNA型 (proliferating cell number antigen)	抗PCNA抗体	SLEに特異的だが，出現頻度は低い（3〜5%）
細胞質型 (cytoplasmic)	抗リボソーム抗体	SLE
	抗SS-A/RO抗体	シェーグレン症候群の60〜80%，特異性は低い 新生児ループス
	抗Jo-1抗体	DM/PMの30%，肺線維症合併例で特異性が高い
	抗ミトコンドリア抗体	原発性胆汁性肝硬変（PBC）

専門医からのアドバイス

● 「抗核抗体陽性＝膠原病」ではありません．

（岩本逸夫，中島裕史）

6. 免疫血清学検査 / 3. 自己免疫関連検査

抗DNA抗体

anti-DNA antibody

基準値

抗DNA抗体（RIA法）：6.00 IU/mL 以下
抗dsDNA抗体（クリシディア法）：陰性
抗dsDNA抗体（ELISA法）IgG：10 IU/mL 以下
抗dsDNA抗体IgM：15 IU/mL 以下

ポイント

- 抗DNA抗体には、抗二本鎖DNA（dsDNA）抗体と、抗一本鎖DNA（ssDNA）抗体がある．抗dsDNA抗体は、全身性エリテマトーデス（SLE）に疾患特異性が高い．
- 抗dsDNA抗体は、SLEに疾患特異性が高いため、SLEの診断に重要であり、アメリカリウマチ協会によるSLEの分類基準の一項目となっている．

測定法

1. **抗DNA抗体（RIA法）**
   - 放射性標識されたDNAと抗DNA抗体の複合体を、硫安で沈降させ測定する．本測定法では、dsDNAに対する高親和性の抗体および抗DNA抗体とヒストンから形成される免疫複合体を検出する．本測定法は、50～80％のSLE患者で陽性である．

2. **抗dsDNA抗体（クリシディア法）**
   - *Crithidia Inciliae*に存在する巨大なミトコンドリアには、ssDNAやヒストンがなく、dsDNAのみ存在することを利用して、間接蛍光抗体法で抗dsDNA抗体を検出する．本測定法は半定量的な方法であるが、特殊な機器を必要とせず、簡易に行える利点がある．

3. **抗dsDNA抗体（ELISA法）**
   - dsDNAをポリスチレンマイクロウェルにコーティングすることにより、dsDNAに対する低および高親和性の抗体を検出する．SLE患者の70～80％で陽性となり、IgG型抗dsDNA抗体値は、ループス腎炎の活動性とよく相関する．

専門医からのアドバイス

- 抗dsDNA抗体が高値の場合には、SLEである可能性が高いと考えられます．また、抗dsDNA抗体は、免疫複合体を形成することによりループス腎炎をひき起こすと考えられており、SLE患者における腎炎発症のリスクをある程度予測できます． （岩本逸夫，須藤 明）

6. 免疫血清学検査 / 3. 自己免疫関連検査

抗Sm抗体

anti-Sm antibody

基準値
二重免疫拡散法：陰性　　受身血球凝集法：陰性
ELISA法：10.0 U/mL 以下

ポイント
- 抗Sm（Smith）抗体は，1966年に全身性エリテマトーデス（SLE）患者の血清中に同定された核蛋白抗原に対する自己抗体である．
- SLEでの感度は10〜50％と低いものの，特異度は55〜95％と高く，SLEの疾患特異抗体として重要である．

高いとき

SLE，オーバーラップ症候群

（岩本逸夫，須藤　明）

6. 免疫血清学検査 / 3. 自己免疫関連検査

抗U1-RNP抗体

anti-U1-RNP antibody

基準値 10.0〜15.0 IU/L未満（ELISA）

ポイント
- 抗U1-RNP抗体は，1971年にSLE患者の血清中より同定され，当初は抗RNP抗体，もしくは抗nRNP抗体と呼ばれていた．
- 混合性結合組織病（MCTD）の診断には，U1-RNP複合体に対する自己抗体である本抗体の存在が必須条件となっている．
- 検査をするとき：
  - 膠原病（MCTD，SLE，オーバーラップ症候群など）を疑うとき．
  - 抗核抗体がspeckled patternの染色を示すとき．
  - レイノー症状を認めるとき．

高いとき（検出率）

MCTD	100%
SLE	30〜50%
強皮症	5〜30%
多発性筋炎/皮膚筋炎	3〜10%
オーバーラップ症候群	60〜80%
シェーグレン症候群	14〜30%
関節リウマチ	5%

専門医からのアドバイス

- 混合性結合組織病（MCTD）では，血清学的に本抗体が単独陽性となることが知られています．
- 本抗体と白血球減少症，肺高血圧，筋障害との関連が報告されています．

（岩本逸夫，廣瀬晃一）

6. 免疫血清学検査 / 3. 自己免疫関連検査

抗Scl-70抗体

anti-Scl-70 antibody

基準値 10.0 U/mL 以下（ELISA法）

ポイント
- 抗Scl-70抗体は，強皮症（SSc）患者の血清中に認められる沈降抗体として報告された．
- 本抗体は，強皮症患者に特異的に検出され，その特異性は健常者，他の膠原病患者をコントロールとしたときに93〜100%とされる．
- 検査をするとき：強皮症を疑うときに本抗体を測定する．

高いとき

強皮症（SSc）

専門医からのアドバイス

- 本抗体が陽性の強皮症患者は，diffuse型が多く肺線維症，肺機能低下，心病変など内臓病変を伴いやすい．

（岩本逸夫，廣瀬晃一）

6. 免疫血清学検査 / 3. 自己免疫関連検査

抗Jo-1抗体

anti-Jo-1 antibody

基準値
陰性（オクタロニー法）
10.0 U/mL 以下（ELISA法）

ポイント
- 抗Jo-1抗体（名称は患者名の頭文字に由来）は，多発性筋炎/皮膚筋炎（PM/DM）に特異的な自己抗体として同定された．
- 検査をする時：①PM/DMを疑うとき，②骨格筋障害患者を診たとき．
- 筋ジストロフィーや重症筋無力症では，抗Jo-1は検出されないため，鑑別に有用である．
- 抗Jo-1抗体は，SLEやSScなど，他の膠原病では検出されず，PM/DMの疾患特異的自己抗体とされる．

陽性のとき
多発性筋炎／皮膚筋炎（PM/DM）の20〜30％に出現する

（岩本逸夫，渡邊紀彦）

6. 免疫血清学検査 / 3. 自己免疫関連検査

臓器特異的自己免疫疾患の自己抗体

ポイント
- 臓器特異的自己免疫疾患では，各臓器に特異的に発現される自己抗体が検出される．
- これらの多くは標的細胞に結合して疾患の発症に直接関与する病原性自己抗体である．

臓器特異的自己免疫疾患と自己抗体

臓器	疾患	検出される可能性のある自己抗体
甲状腺疾患	バセドウ病	抗TSHレセプター抗体（TRAb），TSH刺激性レセプター抗体（TSAb）
	橋本病（慢性甲状腺炎）	抗サイログロブリン（Tg）抗体 抗甲状腺ペルオキシターゼ（TPO）抗体
肝疾患	原発性胆汁性肝硬変（PBC）	抗ミトコンドリア抗体（AMA），抗ミトコンドリアM2抗体
神経・筋疾患	重症筋無力症	抗アセチルコリンレセプター（AChR）抗体
	ギラン・バレー症候群 フィッシャー症候群	抗ガングリオシド抗体（抗GQ1b抗体）
	多発性硬化症（MS）	抗ミエリン塩基性蛋白（MBP）抗体
皮膚疾患	尋常性天疱瘡	抗デスモグレイン3抗体
	類天疱瘡	抗表皮基底膜部抗体（抗BP180 IgG抗体）
その他の疾患	1型糖尿病	抗膵ラ島細胞抗体，抗インスリン抗体，抗グルタミン酸脱炭酸酵素（GAD）抗体
	グッドパスチャー症候群	抗糸球体基底膜（GBM）抗体
	半月体形成性糸球体腎炎	MPO-ANCA
	自己免疫性溶血性貧血	抗赤血球抗体
	特発性血小板減少性紫斑病	抗血小板抗体

（岩本逸夫，渡邊紀彦）

6. 免疫血清学検査 / 3. 自己免疫関連検査

抗リン脂質抗体

antiphospholipid antibody

基準値

抗カルジオリピン抗体：10 U/mL未満（ELISA法）
抗カルジオリピンβ₂-GPI複合体抗体：3.5 U/mL未満（ELISA法）
ループスアンチコアグラント：陰性（dRVVT，リン脂質中和法，APTT法）

ポイント

- 抗カルジオリピン抗体：抗リン脂質抗体症候群（APS）や全身性エリテマトーデス（SLE）などの自己免疫疾患で陽性となる．
- 抗カルジオリピン-β₂-glycoprotein I 複合体抗体（抗CL-β₂GP I 抗体）：APSに対して疾患特異性が高い．IgGタイプの抗リン脂質抗体が臨床症状と関連することが多いが，IgMタイプの抗体の病原性も示唆されている．
- ループスアンチコアグラント（LAC）：APS，SLEなどの自己免疫性疾患で陽性となる．
- 検査をするとき：習慣性流産の既往を有する症例，脳梗塞，肺塞栓症，深部静脈血栓症をきたした症例にはAPSを疑い，測定する．

陽性を示すとき	
抗カルジオリピン抗体	APS，SLE
抗カルジオリピン-β₂-glycoprotein I 抗体	APS
ループスアンチコアグラント	APS，SLE

👍 専門医からのアドバイス

- 抗リン脂質抗体が陽性の場合は，APS，SLEの可能性を考えますが，臨床症状や他の検査結果と併せて判断します．

（岩本逸夫，加々美新一郎）

6. 免疫血清学検査 / 3. 自己免疫関連検査

抗好中球細胞質抗体

antineutrophil cytoplasmic antibody

基準値
MPO-ANCA：10 EU未満（ELISA法）
PR3-ANCA：10 EU未満（ELISA法）

ポイント
- 抗好中球細胞質抗体（ANCA）は，小血管（毛細血管，細小動静脈）を主体とした壊死性血管炎と関連する自己抗体である．
- 検査をするとき：血管炎の存在が疑われるときに検査する．

陽性を示すとき	
MPO-ANCA	顕微鏡的多発血管炎 急速進行性糸球体腎炎 アレルギー性肉芽腫性血管炎
PR3-ANCA	Wegener肉芽腫症に特異性が高く，診断的意義が高い．（限局型のWegener肉芽腫症では陽性率は低い）

👍 専門医からのアドバイス

- MPO-ANCAやPR3-ANCAが陽性を示す場合には，血管炎症候群の存在が疑われますが，診断の確定には病理組織学的検査が必要です．臨床症状や他の検査所見も含めて総合的に診断します．

（岩本逸夫，加々美新一郎）

6. 免疫血清学検査 / 3. 自己免疫関連検査

免疫複合体

immune complex

基準値
モノクローナルRF法：4.2 μg/mL 以下
C1q固相法：3.0 μg/mL 以下
抗C3d抗体法：(現在製造中止)

ポイント
- 免疫複合体（IC）は，抗原・抗体・補体の複合体である．ICは，外来抗原あるいは自己抗原に対して抗体が産生され，抗原と抗体が一定の比率で，かつ一定の濃度に達したときに産生される．

	高いとき
自己抗原	SLE，RA，結節性動脈周囲炎（PN），強皮症（SSc），自己免疫性溶血性貧血，特発性血小板減少紫斑病（ITP），橋本病，混合性クリオグロブリン血症
微生物抗原	感染後（A群β溶連菌，細菌性心膜炎など）糸球体腎炎，B型肝炎後血管炎
腫瘍抗原	固形癌（大腸癌など）に伴う腎炎，血液疾患（悪性リンパ腫など）
外来抗原	血清病（異種動物蛋白，薬剤），移植後拒絶反応，アレルギー性血管炎
その他	IgA腎症

（岩本逸夫，中島裕史）

6. 免疫血清学検査 / 4. アレルギー関連検査

総IgE / アレルゲン特異的IgE

total IgE / allergen-specific IgE

基準値 173 IU/mL 以下　0.34 UA/mL 以下

総IgE

ポイント
- アトピー性疾患(アトピー型喘息,アレルギー性鼻炎,アトピー性皮膚炎,食物アレルギーなど)や寄生虫疾患を疑うとき,好酸球増多性疾患や原発性免疫不全症の鑑別に際し測定される.

高いとき

アトピー性疾患(アトピー型喘息,アレルギー性鼻炎,アトピー性皮膚炎,食物アレルギーなど),アレルギー性気管支肺アスペルギルス症(ABPA),寄生虫疾患,一部の原発性免疫不全症(高IgE症候群,Wiscott-Aldrich症候群),ホジキン病,肝硬変症,原発性肝癌,木村病などで上昇する

アレルゲン特異的IgE

ポイント
- アトピー性疾患(アトピー型喘息,アレルギー性鼻炎,アトピー性皮膚炎,食物アレルギー,ラテックスアレルギー,昆虫アレルギーなど)では,アレルゲンの回避が治療となるので,原因アレルゲンの同定は重要である.
- 皮膚テストと試験管内アレルゲン特異的IgE測定の比較:
  - 皮膚テストのほうが一般に,試験管内アレルゲン特異的IgE測定より鋭敏である.
  - プリック法,スクラッチ法では,同時に多くの抗原を検査でき,すぐに結果が得られるという長所も存在する.
  - 皮膚テストは重篤な副反応が起こる可能性がある.

測定法
- アレルゲン特異的IgEは,以前はRAST(radioallergosorbent test)法により測定されていたが,現在はCAP法,MAST法などラジオアイソトープを使用しない方法で測定されている.

高いとき

アトピー性疾患や寄生虫疾患では,特異的IgEが陽性となる.

(岩本逸夫,中島裕史)

6. 免疫血清学検査 / 5. 輸血関連検査

血液型

blood type

基準値: 既知および未知の血球と血清の間の凝集反応によって判定を行う．凝集塊発生の時間的，量的異常が血液型検査の異常である．典型例がABO式血液型での「オモテ検査」と「ウラ検査」の判定不一致である．

ポイント:
- 赤血球表面の抗原の種類（型）を調べる検査であり，抗血清を用い，主に凝集法で検査する．輸血前検査〔ABO血液型，Rho（D）型〕，溶血性輸血副作用，新生児溶血性疾患の診断に用いられる．

ABO血液型　オモテ試験（表面抗原の検出）

血液型	抗A血清	抗B血清	存在するABO式抗原
A型	＋	－	A抗原
B型	－	＋	B抗原
O型	－	－	なし
AB型	＋	＋	A抗原，B抗原

ABO式血液型ウラ試験（血清中の抗体検出）

血液型	A型血球	B型血球	O型血球	存在するABO型の抗体
A型	－	＋	－	抗B抗体
B型	＋	－		抗A抗体
O型	＋	＋		抗A抗体，抗B抗体
AB型	－	－	－	なし

本邦での血液型の頻度

血液型	本邦での頻度（％）
A型	40
B型	20
O型	30
AB型	10

疾患と病態

○ABO血液型
- 血球の異常：（主にオモテ試験の異常）では，
  ① 亜型・変種における抗原量の低下．
  ② 白血病，ホジキン病等での血液型物質合成酵素活性の低下．
  ③ 細菌，ウイルス感染時の赤血球抗原の変化．
  ④ 腸閉塞等での腸内細菌酵素による血球の抗原性変化．

⑤自己免疫疾患での免疫複合体による凝集能の変化.
⑥血液型キメラおよびモザイク.
による影響がある.

- 血清の異常では,
①新生児は生後約6ヵ月以内は抗A抗体,抗B抗体を産生しないこと.
②新生児に母親の抗体が移入したり,免疫不全状態で抗体産生が低下するとき.
③抗A抗体,抗B抗体の抗体価が低下,消失するとき(先天性低または無γ-グロブリン血症,慢性リンパ性白血病,多発性骨髄腫など).
④室温で反応する不規則抗体,ABO亜型.
⑤連銭形成(デキストラン・PVP投与後,高蛋白血症,マクログロブリン血症,多発性骨髄腫等).
⑥血清中血液型物質が増加する卵巣嚢腫,胃癌など.
⑦寒冷凝集反応が陽性となるマイコプラズマ肺炎,寒冷凝集素症.
等による影響がある.

○Rh血液型:
①Rho (D) 型の亜型であるweak D, partial Dなどがある.
②抗E, e, C, c抗体による不適合輸血では血管外溶血を起こす. ABO型不適合による溶血性副作用よりその出現は遅いが,重篤な副作用を伴うことが多い.

○その他:
Lewis型, Diego型, MNSs型, Duffy型, Kidd型血液型による異常がある.

👍 専門医からのアドバイス

- ABO血液型:基本であるH抗原,それに各々側鎖のついたA,B抗原があり,H抗原の混在による抗A抗体,抗B抗体に対する反応性の差がみられる血液型亜型があります. A型,B型の亜型変種(抗A抗体,抗B抗体に対する反応の強弱により分類される), Bombay, para-Bombay型等があります.
- Rh血液型では,抗D, C, E, c, eの各抗血清を用いて判定しますが,反応性は血清蛋白によって影響されます.

(米倉修司)

6. 免疫血清学検査 / 5. 輸血関連検査

交差適合試験

cross-match test

基準値	原則として，主試験・副試験ともに陰性のもののみを輸血に使用する．

ポイント	●血液型の判定：不規則抗体検出検査を行った後，最終段階として主に輸血実施前に，患者血液と供血者血液との間の血清学的適合性を決定するために行う検査である．

👍 専門医からのアドバイス

- 輸血実施上，絶対誤ってならないのが，ABO血液型です．患者および血液製剤のABO型の確認を複数の人で声を出し合い行うことが重要です．
- 患者の取り違えによる異型輸血を回避するため，血液型検査や抗体スクリーニングに用いる検体と，交差適合試験に用いる検体とは，別の機会に採取を行うようにします．採血の回数は増えても，異型輸血の危険性を回避するために，同一検体を用いないことが望まれます．

（米倉修司）

6. 免疫血清学検査 / 5. 輸血関連検査

抗グロブリン試験（クームス試験）
antiglobulin test（Coombs test）

基準値 陰性

ポイント
- 抗グロブリン試験（クームス試験）には，直接クームス試験（DAT）と間接クームス試験（IAT）がある．
- DATは，赤血球表面が不完全抗体によってコートされているかどうかを検査するもので，検査対象は赤血球である．
- IATは血清を検査対象とし，赤血球に対する不完全抗体が遊離状態で血清中に認められるかを検査する．

クームス試験陽性を示す疾患

直接クームス試験（DAT）	間接クームス試験（IAT）
①自己免疫性溶血性貧血（AIHA） ②続発性溶血性貧血 　a）薬剤アレルギー 　b）膠原病および類縁疾患 　c）感染症 　d）悪性腫瘍 　e）エバンス症候群 ③新生児溶血性疾患 ④免疫性汎血球減少症 ⑤発作性寒冷血色素尿症 ⑥寒冷凝集素症 ⑦不適合輸血直後または遅発性輸血副作用	①自己免疫性溶血性貧血（AIHA） ②妊娠，輸血による同種免疫（不適合輸血，不適合妊娠） ③続発性溶血性貧血 ④発作性寒冷血色素尿症 ⑤寒冷凝集素症

👍 専門医からのアドバイス

- 採血から血清分離まで37℃に保ちます．検体が寒冷や低温にさらされると，正常冷式抗体とともに補体が赤血球に付着してしまいますので，あとから温めて抗体をはずしても，補体は結合したままとなり，偽陽性を呈します．

（米倉修司）

6. 免疫血清学検査 / 6. その他の免疫関連検査

免疫グロブリン (IgEは別項134ページ参照)
immunoglobulin

基準値
IgG：800～1,800 mg/dL　IgA：70～450 mg/dL
IgM：50～350 mg/dL　IgD：20 mg/dL 以下

ポイント

- 免疫グロブリン（Ig）は，Bリンパ球（B細胞）・形質細胞（抗体産生細胞）から産生され，血清中のγ-グロブリン分画に含まれる蛋白質分子である．
  - IgG：胎盤通過性を有し，免疫グロブリン中で最高濃度，半減期は約21日で最も長い．中和抗体・オプソニン抗体の大部分がIgGに属し，抗原と親和性が強い．
  - IgA：血液ないし分泌型（2量体）で分泌液（母乳とくに初乳，涙液，唾液，鼻汁，気管支粘液，腸管粘液ほか）中に存在し，粘膜局所の免疫防御作用をもつ．
  - IgM：5量体の構造でIg中最大分子量をもち，個体発生上最も早期から産生される．初感染時や免疫応答の初期に産生され，強力な活性（補体活性化能，細菌凝集能など）を有する．
  - IgD：詳細不明である．
- 量的変化が特定クラスに限局か全クラスに及ぶか，単クローン性か多クローン性か，が病態把握の手がかりとなる．

専門医からのアドバイス

- 免疫抑制薬・糖質コルチコイド薬投与例では，しばしば免疫グロブリンの産生低下がみられます．
- ネフローゼ症候群においては，尿中排泄量が増加して，見かけ上の低値を示すことがあります．

（次頁へ続く）

免疫グロブリン異常を示す病態と主な疾患

	増 加			減 少	
単クローン性（細胞増殖）	産生亢進（良性）	monoclonal gammopathy of undetermined significance (MGUS), 続発性M蛋白血症（シェーグレン症候群, 慢性肝炎, 慢性感染症など）	原発性	液性免疫不全	X連鎖無γ-グロブリン血症（Bruton型）
	産生腫瘍（悪性）	多発性骨髄腫, 原発性マクログロブリン血症（IgM↑）, 悪性リンパ腫, 慢性リンパ性白血病, H鎖病		液性・細胞性免疫不全	重症複合免疫不全症（ADA欠損症）, 胸腺腫を伴った無γ-グロブリン血症（Bruton型）
多クローン性（産生亢進）	代償性上昇	慢性肝炎（活動型）, 肝硬変症		分類不能免疫不全	IgA欠損症, Ataxia-telangiectasia, Wiscott-Aldrich症候群, 一般変異型免疫不全症
	免疫系機能亢進	慢性感染症：慢性気管支炎, 結核, 慢性肝炎（活動型）, 感染性心内膜炎	続発性	体外喪失	ネフローゼ症候群（尿中へ喪失）, 火傷・熱傷（皮膚から喪失）, 蛋白漏出性胃腸症（腸管から喪失）
	免疫異常	自己免疫疾患・抗原病：関節リウマチ, SLE, シェーグレン症候群, 強皮症, 混合性結合組織病（MCTD）, 血管炎症候群, 自己免疫性肝炎, 原発性胆汁性肝硬変症 サルコイドーシス, IgA腎症（IgA↑）, 高IgE血症		産生障害	低栄養, 免疫抑制薬・副腎皮質ステロイド（糖質コルチコイド）薬, 放射線照射・被曝後, 悪性リンパ腫, 慢性リンパ性白血病, 多発性骨髄腫, 後天性免疫不全症候群（AIDS）
	腫瘍性	悪性腫瘍, キャッスルマンリンパ腫, 免疫芽球性リンパ節症			

(美田誠二)

6. 免疫血清学検査 / 6. その他の免疫関連検査

補体 (C$_3$, C$_4$, CH$_{50}$)

complement

基準値
C$_3$：50～110 mg/dL
C$_4$：12～40 mg/dL
CH$_{50}$：30～45 U/mL

ポイント
- 補体は20種類ほどの血清蛋白質で，9つの補体性分C$_1$～C$_9$に分類される．
- 補体関与の炎症・免疫疾患や病態を疑うときに検査する．

高いとき
膠原病，結合織疾患，悪性腫瘍，感染症，妊娠，火傷

低いとき
Ⅲ型アレルギー（免疫複合体型）のループス腎炎の急性期・活動期ではCH$_{50}$，C$_3$，C$_4$，のいずれも低値を示す．溶連菌感染後の急性糸球体腎炎や自己抗体のC$_3$ nephritic factor C3NeF）を有する膜性増殖性糸球体腎炎では，C$_4$は低下せず，C$_3$のみ低下がみられる．
悪性関節リウマチ
肝硬変症，クリオグロブリン血症など

👍 専門医からのアドバイス

- 補体各成分の測定結果（数値）は，蛋白量を示しており，活性とは必ずしも一致しないことがあります．CH$_{50}$，C$_4$，C$_3$，を同時に測定することにより，疾患や病態をより正確に把握しやすくなります．
- 補体成分欠損症のうち，C$_1$，C$_2$，C$_3$，C$_4$の欠損では，免疫複合体による疾患や化膿性疾患が高頻度に認められます．
- C$_5$～C$_9$までの欠損ではナイセリア（淋菌，髄膜炎菌）感染症が，しばしばみられます．

（美田誠二）

リンパ球(T細胞/B細胞)サブセット

lymphocyte (T cell / B cell) subset

基準値

測定法:フローサイトメトリー法

- T細胞:65〜80%
- B細胞:5〜15%
- NK細胞:5〜20%
- T細胞サブセット:$CD4^+$ 30〜55%
- :$CD8^+$ 20〜30%
- :$CD4^+/CD8^+$ 1〜2.5

ポイント

- リンパ球は,免疫反応に重要な役割を演じており,免疫不全をはじめ細胞性ないし液性免疫異常が疑われる病態の把握に検査される.
- 免疫抑制薬・糖質コルチコイド薬などの影響を受けるため,これらの薬剤の効果や,疾患活動性などの指標としても用いられる.
- $CD4^+$T細胞と$CD8^+$T細胞のサブセット比率($CD4^+/CD8^+$)は,免疫異常の病態を把握するのに役立つ.
- CD分子のCD番号により,造血器腫瘍(リンパ性白血病,悪性リンパ腫など)が,どの分化段階で腫瘍化したかの判定・分類が行われている.

高頻度の主な病態・疾患

	高いとき	低いとき
T細胞	T細胞腫瘍 T-ALL,T-CLL,成人T細胞性白血病(ATL),Tリンパ腫,伝染性単核球症	先天性T細胞性免疫不全症候群 Wiscott-Aldrich症候群,重症複合免疫不全症,アデノシンデアミナーゼ(ADA)欠損症 など B細胞腫瘍 B-ALL,B-CLL,Bリンパ腫 HIV感染症(AIDS)
B細胞	B細胞腫瘍 B-ALL,B-CLL,Bリンパ腫,多発性骨髄腫 T細胞欠損症	先天性B細胞性免疫不全症候群 重症複合免疫不全症,X連鎖γ-グロブリン血症,低γ-グロブリン血症 T細胞腫瘍 T-ALL,T-CLL,成人T細胞性白血病(ATL),Tリンパ腫

ALL:急性リンパ性白血病　　CLL:慢性リンパ性白血病

CD4$^+$, CD8$^+$の増減ならびにCD4$^+$/CD8$^+$比の異常をきたす主な病態疾患

	高いとき	低いとき
CD4$^+$	成人T細胞白血病（ATL），HHV-6感染，移植後拒絶反応	HIV感染症・AIDS，先天性免疫不全症候群，高齢者，ウイルス・真菌感染症，結核，全身性エリテマトーデス（SLE），原発性胆汁性肝硬変，免疫抑制薬・糖質コルチコイド薬
CD8$^+$	EBウイルス感染症（伝染性単核球症），サイトメガロウイルス感染	先天性免疫不全症候群，全身性エリテマトーデス（SLE），クローン病
CD4$^+$/CD8$^+$	成人T細胞性白血病（ATL）	HIV感染症・AIDS，EBウイルス感染症（伝染性単核球症），先天性免疫不全症候群

専門医からのアドバイス

- CD4$^+$/CD8$^+$比は，治療や病期に伴い変動します．
- HIV感染症では，CD4$^+$T細胞数が免疫機能の有力な指標とされています．500/mm^{3}以下になると日和見感染症などの危険性が高まるとされ，無症状でも350/mm^{3}以下が，抗HIV療法開始の目安になっています．

（美田誠二）

6. 免疫血清学検査 / 6. その他の免疫関連検査

HLA
histocompatibility leukocyte antigen / human leukocyte antigen

ポイント

- HLA（HLA抗原）は，組織適合性抗原ないしヒト白血球抗原といわれ，非常な多様性を示し個人差があることから，自己と非自己の識別に最も有用かつ重要な遺伝的標識として知られる．
- HLAのクラスⅠ（HLA-A, B, C抗原）分子は，ほとんどの有核細胞と血小板の細胞表面に発現する．
- HLAのクラスⅡ（HLA-DR, DQ, DP抗原）分子は，マクロファージ，樹状細胞，B細胞，精子，胸腺上皮細胞など，一部の細胞膜上のみに発現する．
- HLAのクラスⅢ分子は，補体成分などをコードしている．
- HLAは，移植，輸血，妊娠時などでの拒絶反応や各種疾患との相関性・感受性に関与する．

専門医からのアドバイス

- 輸血後GVHD（移植片対宿主病）の予防のために，自己血輸血以外の輸血用血液には放射線照射（含まれる非自己のリンパ球活性を低下させる）が推奨されており，特に大量輸血時などに実施されています．
- 被移植者（レシピエント）と移植提供者（ドナー）とのHLAを一致させることで，移植組織の生着率が高まります．

（美田誠二）

6. 免疫血清学検査 / 6. その他の免疫関連検査

サイトカイン / 可溶性サイトカインレセプター
cytokine / soluble cytokine receptor

基準値

基準参考値：（測定施設により，かなり異なる）
（測定法は，表記以外はEIA法）

IL-1α：8 pg/mL 以下	INF-α：10 IU/mL 以下（RIA固相法）
IL-1β：1 pg/mL 以下	INF-β：6 IU/mL 以下
IL-2：12 pg/mL 以下	INF-γ：0.1 IU/mL 以下
IL-2R (sIL-2R)：144.5〜518.0 U/mL	TNF-α：1.5〜12.0 pg/mL（CLEIA）
IL-6：5 pg/mL 以下	

ポイント

- サイトカインは，生体の各種細胞から微量ながら産生される分子量数万の（糖）蛋白質である．
- サイトカインは，免疫系や細胞の増殖・機能発現・分化など，生体の恒常性維持のほか，炎症などで過剰産生され（→炎症性サイトカイン：IL-1,6，TNFαなど），病態の形成・蔓延・遷延・修復などに関与し，それらの病態の指標となる．

高値・増加を示す主な疾患

IL-1	発熱，RA，SLE，肉芽腫，炎症性腸疾患，骨髄性白血病，敗血症，DIC，髄膜炎，AIDS，糸球体腎炎，川崎病，移植時拒絶反応，激しい運動後
IL-2	AIDS，HTLV-1感染症，原発性免疫不全症，RA，SLE，アレルギー疾患，炎症性腸疾患，ホジキン病
IL-4	気管支喘息，アトピー性皮膚炎，寄生虫感染症，免疫不全症，強皮症，RA
IL-5	気管支喘息，寄生虫疾患，ホジキン病，心内膜炎，HTLV-1感染症，反応性好酸球増多症
IL-6	多クローン性B細胞異常（キャッスルマン病，心房内粘液腫） 自己免疫疾患（RAほか），慢性増殖性糸球体疾患（メサンギウム増殖性糸球体腎炎ほか），乾癬，アトピー性皮膚炎，カポジ肉腫，多発性骨髄腫，白血病，リンパ腫，腎細胞癌，敗血症，AIDS，肝炎，骨粗鬆症，重症急性膵炎，川崎病
IL-8	RA，重症急性膵炎，敗血症，髄膜炎，痛風，乾癬，ARDS，気管支喘息，炎症性腸疾患，虚血後再灌流障害
IFN α	急性ウイルス性感染症，AIDS，敗血症，SLE
IFN-β	AIDS，川崎病

（次頁へ続く）

IFN-γ	敗血症，RA，SLE，炎症性腸疾患，川崎病，サルコイドーシス，AIDS
TNF-α	SLE，RA，川崎病，ベーチェット病，炎症性腸疾患，細菌性髄膜炎，敗血症ショック，心不全・心筋症，AIDS，動脈硬化
IL-2R (sIL-2R)	非ホジキンリンパ腫，成人T細胞性白血病（ATL），固形癌，膠原病，川崎病，肝炎，間質性肺炎，肺結核，サルコイドーシス，臓器移植後

RA：関節リウマチ
SLE：全身性エリテマトーデス
ARDS：急性呼吸促迫症候群

専門医からのアドバイス

- 一般に，サイトカインは，血清中にごく微量しか存在せず，種々の制御機構のもとで産生が影響されます．
- IL-2に対するサイトカインレセプター（IL-2R）は，悪性リンパ腫などのリンパ性腫瘍で異常高値を示すので，診断や経過観察に用いられます．
- IL-2Rは，リンパ性腫瘍でも上昇しないことがあり，また再発・再燃の判定に用いる際は絶対値ではなく，経時的変化を重視します．

（美田誠二）

7. 微生物検査

7. 微生物検査

サンプルの取り扱い方

- 感染症診断における原因微生物の確定のためには，
  - 患者の体液あるいは組織液などから得られた検体を用いての顕微鏡的検査．（直接塗抹標本の観察）
  - 病原体に特異的な抗原や抗体を検出する免疫学的な方法．
  - 病原体が産生する毒素を検出する方法．
  - DNAやRNAレベルでの分子生物学的な検出方法．

  など，様々な方法が利用されている．
- 日常診療で経験する感染症の原因微生物は，ウイルス，細菌，真菌，マイコプラズマ，リケッチア，クラミジア，寄生虫など実に多彩である．したがって，正確かつ迅速に診断を確定するためには，適切な時期に検体を採取し，適切な方法で検査を行うことが重要になってくる．
- 細菌検査における検体採取の原則は，感染が疑われ，起炎菌が存在すると考えられる材料をできるだけ確実に，しかも清潔に採取することである．

検体の採取

●呼吸器領域の検体採取

□**上気道の感染症**：鼻炎，咽喉頭炎，扁桃炎，喉頭蓋炎，などの上気道感染症は，日常診療で最も多く経験する感染症の一つである．これらのうち，急性咽喉頭炎，扁桃周囲膿瘍などが疑われる場合に，滅菌綿棒を炎症部位や膿栓の付着部位に押し付けるように採取する．また明らかな膿瘍形成が認められる場合は，穿刺により検体を採取する．この際，舌や粘膜の雑菌の混入に注意する．

□**下気道の感染症**：喀痰の採取は，可能な限り主治医の目の前で，患者によくうがいをさせた後，深い咳とともに喀出させ，膿性痰であることを確認したうえで検査室に提出するように心掛けたい．

●消化器科領域の検体採取

□感染性腸炎が疑われる場合の便は，下痢便であることが多い．自然排便による採取困難な場合は直腸スワブを用いて，肛門から3cmほどの部位で，スワブを直腸壁にこすりつけて採取する．

□PTCDやPTGBD，あるいはTチューブなどのドレーンから得られる胆汁を細菌検査に利用する場合は，ドレナージバッグ内にあるものは用いず，チューブ内にある新鮮な胆汁を嫌気ポーターなどに採取し検査室に提出する．

● 泌尿生殖器系の検体採取
- □ **尿**：採尿にあたっては，外陰部，包皮の雑菌が尿に混入するのを防ぐために，排尿前に外陰部や亀頭部分を清潔にし，排尿時に外陰部を押し広げたり包皮をひっぱったりといった具体的な説明をすることが重要である．
- □ **尿道分泌物**：男性は，排尿後少なくとも数時間経過した後，亀頭部先端を消毒し，陰茎を圧搾し滅菌綿棒で採取する．圧搾しても分泌物が得られない場合は，尿道内に綿棒を3〜4cm挿入し，ゆっくりと回転させて採取する．女性では，外陰部の消毒後に尿道や腟に圧迫を加えて分泌物を採取する．
- □ そのほかの**腟内容物**，**子宮頸管**，**子宮内容物**などの検体採取には，さらに特殊な注意が必要となる．

● 穿刺液（髄液，胸腹水）
- □ 髄腔，胸腔，腹腔，ダグラス窩など，本来無菌状態である部位からの検体採取に際しては，特に穿刺部位の消毒を徹底し，雑菌による汚染を防止しなければならない．
- □ **髄液**：腰椎穿刺，後頭下穿刺などにより滅菌試験管に採取する．また検査までに時間のかかる場合は，血液培養用のカルチャーボトルに採取する．いずれの場合も採取量は最小限にとどめる．
- □ **胸水・腹水**：コンタミネーションの防止に注意を払い，滅菌試験管に採取する．
- □ **心嚢液**や**関節液**の採取の場合も含めて，穿刺部位の解剖学的な構造を熟知したうえで，血管，神経，軟骨などに損傷を与えないように細心の注意をすべきである．

👍 専門医からのアドバイス

● 正常な状態でも細菌が存在する部位はたくさんあります．皮膚，口腔内，消化管内，腟などは常在菌が存在しますので，これらの部位からの検体採取には，常在菌の混入をできるだけ防ぐ必要があります．

（次頁に続く）

材料	尿	便	血液	髄液	胸水・腹水
採取容器	滅菌コップ	滅菌採便管	血液培養ボトル（カルチャーボトル）	滅菌試験管カルチャーボトル	滅菌試験管
検体の採取法と注意点／採取法	成人：自然排尿による早朝中間尿．	自然排便による採取．	採血部位の消毒操作を確実に行い，静脈または動脈の穿刺採血．	穿刺部位の消毒を確実に施行した後，ルンバール針による腰椎穿刺．	清潔操作による穿刺採取．
検体の採取法と注意点／注意点	女性の場合腟・大陰唇の，男性の場合包皮の雑菌混入を防ぐように患者に十分説明する．蓄尿バッグの尿は検体としては不適切	下痢がひどく自然排便が不可能な場合は，滅菌スワブによる直接採取法も考慮すべき．	・採血部位の消毒は確実に！ 必ず2セット（4本）以上採取する． ・嫌気性菌ボトル→好気性菌ボトルの順に液を注入する． ・カルチャーボトル先端血液注入部位の消毒も忘れずに行う． ・必要量以上の血液を注入しない．	脳圧亢進時は，採取髄液量は最低（10mL未満）にとどめておく．	留置ドレナージバッグからの採取は行わない．
検体の保存・搬送条件／保存・搬送条件	採尿後滅菌試験管に移し，ただちに冷蔵保存．（4〜8℃）	可能であればキャリブレアー輸送培地に移して室温（25℃）にて保存．	カルチャーボトルのまま孵卵器内へ（35℃前後での保存が理想）．	滅菌試験管のまま冷蔵保存（4〜8℃）．長期保存の場合は，カルチャーボトルに分注して孵卵器内へ	滅菌試験管のまま冷蔵保存．
検体の保存・搬送法と注意点／注意点	抗生物質投与中の患者では，保存が長ければ長いほど検出率は低くなる．淋菌感染を疑っている検体は室温以上の温度（25〜35℃）で短時間の保存にとどめる．	*Clostridium diffcile*の検出を目的とするなら，嫌気ポーターに採取し冷蔵保存が有効．	好気性菌，嫌気性菌用の2本のカルチャーボトルに採取・保存する．	髄膜炎菌の疑いがある場合は，室温以上（25〜35℃）にて保存．	嫌気性菌の可能性がある場合は嫌気ポーターに分注して冷蔵保存する．

咽頭・扁桃ぬぐい液	喀痰	気管支肺胞洗浄液（BALF）	分泌物	膿	カテーテルドレーンガーゼ
滅菌棒	滅菌シャーレ 滅菌タッパー	滅菌試験管	滅菌綿棒	滅菌試験管 嫌気ポーター	滅菌試験管 嫌気ポーター
咽頭発赤部位，膿栓付着部位を広範囲に拭う．	数回のうがいの後，深い咳とともに喀出させる．	気管支ファイバースコープによる病巣付近の洗浄液の回収．	皮膚・中鼻道・中耳道・尿道・腟より直接採取する．	切開または穿刺が可能であれば，排膿したものを注射器などで採取し，適切な容器に移し換える．	カテーテル・ドレーン抜去時やガーゼ交換時に容器に収まる大きさに切って採取．
嘔吐反射が起こることがあるため，舌圧子を使用してすばやく採取する．	喀出困難な患者に対しては，背部のタッピングや超音波ネブライザーの吸入により咳嗽を誘発させる．	一般細菌よりもニューモシスチス・イロベチー（*Pneumocystis jiroveci*）やサイトメガロウイルスなどの検出の際に利用される．	排膿・分泌物の付着がある部位を注意深く拭う．	膿瘍腔が形成されている場合は，生理食塩水などで洗浄した排液も検体として利用可能である．	体内の最深部にあった材料を検体とする．
乾燥を防ぐためキャリブレアー輸送培地やアミー輸送培地を利用したシードスワブ1号，2号などに採取し冷蔵保存する．	乾燥を防ぎ冷蔵保存．	滅菌試験管のまま冷蔵保存．	乾燥を防ぐためキャリブレアー輸送培地やアミー輸送培地を利用したシードスワブ1号，2号などに採取し冷蔵保存する．	嫌気ポーターのまま冷蔵保存．	カテーテル先端，ドレーン先端，ガーゼなどで，嫌気ポーターに入れられる大きさであればそのまま冷蔵保存．
	特に，喀痰は採取後ただちに検査を行うことが望ましい．		*Haemophilus*, *Streptococcus*, *Neisseria*などの感染を疑う場合は，アミー輸送培地を利用した容器（シートメワブ2号など）が有効．		その他の体内装着物は，滅菌シャーレや滅菌タッパーに入れ，乾燥を防ぐために滅菌生理食塩水などに浸した状態で冷蔵保存．

（林　国樹）

7. 微生物検査

塗抹染色検査

ポイント

- 塗抹標本の顕微鏡による観察は，感染症が疑われる患者において，最も迅速に病原体を推定・確認しうる検査の一つであり，細菌あるいは真菌感染症の治療方針を決定するうえでも必須の検査である．
- 塗抹標本の観察には，検体をスライドグラスに直接塗抹し，無染色のままで細菌やアメーバの運動性を観察する方法と，グラム染色や抗酸菌染色（チール・ニールセン染色）など，細菌や真菌を分類するための染色を施してから観察する方法がある．
- 塗沫標本の作製
  グラム染色：細菌感染症のなかでも，特に塗抹標本を観察する意義が高い呼吸器感染症，中枢神経感染症，尿路感染症，膿瘍のいずれかが疑われる場合は，必ずグラム染色標本を作製するべきである．
  抗酸菌染色：結核菌をはじめとする抗酸菌群は，培養同定に数週間を要するため，これらの菌種を検出する目的で行われる抗酸菌染色は，臨床的重要性がきわめて高い．

専門医からのアドバイス

- グラム染色所見により原因菌の推定が可能となり，根拠をもって抗生剤を選択することができます．
- 抗酸菌染色が陽性（ガフキーが陽性）でも，結核菌感染症とは断定できません．確認の検査が必要です．

抗酸菌数表記法（ガフキー号数）

ガフキー号数	検出菌数	
0	全視野に	0
1	全視野に	1〜4
2	数視野に	1
3	1視野平均	1
4	1視野平均	2〜3
5	1視野平均	4〜6
6	1視野平均	7〜12
7	1視野平均 やや多数	(13〜25)
8	1視野平均 多数	(26〜50)
9	1視野平均 極めて多数	(51〜100)
10	1視野平均 無数	(100以上)

（林　国樹）

7. 微生物検査

培養・同定検査

ポイント
- 起炎菌を明確にすることは，適切な治療方法や抗生剤の選択を可能にする．
- 検体中の細菌を同定するためには，何種類か存在する菌を一つひとつ別々に取り出し（分離培養），それぞれの菌を純粋に増殖させ（純培養），コロニーの特徴や生物学的，生化学的性状などを明らかにする必要がある．

通常用いられる培地のみでは培養されにくい病原体がある．以下に示すような病原体による感染症が疑われる場合，主治医は臨床情報とともに疑っている病原体名を検査室に伝える必要性がある．

培養が困難で検出されにくい病原体

菌名	検出される主な検体
Bordetella pertussis（百日咳菌）	咽頭粘液
Campylobacter spp.（カンピロバクター属）	糞便
Clostridium difficile	糞便
Corynebacterium diphtheriae（ジフテリア菌）	咽頭粘液，偽膜擦過
Legionella pneumophilia（レジオネラ菌）	喀痰
Mycobacterium spp.（結核菌を含む）	喀痰，胸・腹水，尿，血液など
Mycoplasma pneumoniae	喀痰，胸・腹水
真菌（カンジタ，クリプトコッカス）	胸・腹水，血液，髄液
原虫（アメーバ，ランブル鞭毛虫など）	膿瘍（肝臓），糞便，胆汁

専門医からのアドバイス
- 培養・同定検査で菌が陽性でも，必ずその菌種が起炎菌とはかぎりません．あわてず騒がず，起炎菌である可能性があるのかを考えます．

（林　国樹）

7. 微生物検査

感受性試験

ポイント

- 感受性試験は，患者に投与すべき適切な抗生剤を選択するために必須の検査といえる．
- 方法は大きく分けて直接法と間接法があり，①検体から菌を分離せずに検体を直接感受性培地に接種する方法が直接法．②検体から菌を分離し，純培養した菌を感受性検査に使用するのが間接法である．
- 直接法は，迅速性には優れているが，雑菌の混入が避けられない本来無菌でない検体，すなわち便や喀痰，咽頭拭い液などでは，感受性の判定が困難なため行わない．
- 間接法は操作が煩雑で，時間もかかるが，常在菌の混入する検体からでも，起炎菌の可能性のある菌種に対して検査を施行できる点で優れており，一般的に用いられている．
- 未治療の感染症患者において，感受性試験の結果が出るまで抗生剤投与を待つことは通常はできない．結果を得る前に経験に基いた抗生剤選択・投与が開始される．感受性試験は選択・投与した抗生剤が有効であったか否かを確認するために実施される．

薬剤感受性検査の適応

対象	理由
未治療患者	初期治療の抗生剤選択
初期治療の効果が少ないと考えられる患者	効果的な抗生剤への変更
すでに広域スペクトル抗生剤の投与を受けている患者	原因菌確定後，狭域スペクトルの抗生剤への変更
選択すべき抗生剤に対しアレルギーのある患者（投与が禁忌となっている場合）	特定な病原菌に対して感受性のある代わりの抗生剤を探すため

👍 専門医からのアドバイス

- MRSA（メチシリン耐性黄色ブドウ球菌）は，薬剤感受性試験においてメチシリン（ペニシリン耐性菌用に開発されていた抗生剤．すでに使用されていない）に対して耐性を獲得した（感受性が無い）黄色ブドウ球菌であり，病院内感染の原因として重要です．
- VRE（バンコマイシン耐性腸球菌）は，最近，病院内感染の原因菌として注目されています．
- 多剤耐性結核菌は，抗結核菌薬（11種類）のうち，リファピシン（RFP）とイソニアジド（INH）の2剤に耐性を示すものです．

（林　国樹）

7. 微生物検査

迅速診断法

ポイント

- 病原体を最も簡単,迅速に検出する方法が検体の直接塗抹標本の観察である.
- 検体の種類や,基礎疾患の有無などの臨床情報から,グラム染色のみで起因菌が推定できる場合がある.
- 結核菌も,塗抹検体の抗酸菌染色標本の検鏡で検出可能なので,結核の可能性が疑われる患者に対しては,必ず施行すべき検査である.
- 免疫学的な方法(抗原抗体反応)で,検体中の病原微生物,あるいは病原微生物が産生する毒素や代謝産物を検出する,キット化された製品が次々と開発・販売されている.

検体別代表的なグラム染色所見と推定菌種

検体	グラム染色鏡検所見	推定菌名
喀痰	グラム陽性のランセット型の双球菌	*Streptococcus pneumoniae*(肺炎球菌)
	グラム陰性の大型の桿菌で,厚い莢膜あり	*Klebsiella pneumoniae*(肺炎桿菌)
	空豆が対をなすようなグラム陰性の双球菌	*Branhamella*(*Moraxella*)*catarrhalis* [ブランハメラ(モラクセラ)・カタラーリス]
髄液	グラム陰性の短桿菌. 球菌状や細長いものなど多形性を示す	*Haemophilus influenzae*(インフルエンザ菌)
	グラム陽性のランセット型の双球菌	*Streptococcus pneumoniae*(肺炎球菌)
	腎臓型のグラム陰性双球菌	*Neisseria meningitidis*(髄膜炎菌)
便	グラム陰性のらせん状桿菌	*Campylobacter jejuni*(カンピロバクター)
血液培養ボトル	グラム陽性球菌でブドウの房状に集合	*Staphylococcus aureus*(黄色ブドウ球菌)
	グラム陽性球菌で5個程度以上連鎖	*Streptococcus*属(緑色連鎖球菌,B群溶連菌など)
	グラム陽性の楕円状の双球菌	*Enterococcus*属(腸球菌群)
	カエルの卵様のグラム陰性桿菌	*Pseudomonas aeruginosa*(緑膿菌)

微生物検出迅速診断キット（抗原を直接検出するもの）

目的とする病原微生物および抗原	検体	商品名	測定時間	測定原理
A群溶連菌	咽頭粘膜	ストレップAテストパックプラス	10分	イムノクロマトグラフィー法
		クイックビューストレップA	5分	
		イムノカードSTストレップA	5分	
大腸菌O-157	糞便・培養検体	キャピリア O-157	15分	イムノクロマトグラフィー法
		PATH-STIK O-157	5分	
インフルエンザ菌, 髄膜炎菌, 肺炎球菌, B群溶連菌	血清, 胸水, 髄液, 尿, 培養コロニー	PASTOREX メニンジャイティス	10分	ラテックス凝集反応
Clostridium difficile（クロストリジウム）	糞便	イムノカードC. ディフィシル	15分	簡易ELISA法
		ユニクイック（CDトキシンA検出）	30分	イムノクロマトグラフィー法
クラミジア	泌尿生殖器材料	クリアビュークラミジア	30〜40分	イムノクロマトグラフィー法
	粘膜上皮細胞	トラコマチスFA試薬「生検」	30分	DFA法
RSウイルス	鼻汁および鼻咽頭洗浄液	チェックRSV	15分	イムノクロマトグラフィー法
		イムノカードST RSV	15分	
アデノウイルス	角結膜上皮	アデクロン	70分	EIA法
インフルエンザウイルス	鼻咽頭粘液	エスプラインインフルエンザA&B-N	15分	イムノクロマトグラフィー法
		ポクテムインフルエンザA/B	15分	
ヘルペスウイルス	口唇・泌尿器浸出液（綿棒擦過）	ヘルペス（1・2）FA試薬「生検」	30分	DFA法
水痘帯状疱疹ウイルス	病変部綿棒擦過（上皮細胞）	VZV-FA「生検」	30分	FA法
ロタウイルス	糞便	イムノカードSTロタウイルス	10分	イムノクロマトグラフィー法
		ディップスティック"栄研"ロタ	15分	

ELISA法：酵素標識免疫測定法, DFA法：直接蛍光抗体法, IFA法：間接蛍光抗体法, FA法：蛍光抗体法
（西山宏幸：8. 感染症関連の市販迅速診断キット一覧. 臨床病理レビュー134：177-189, 2006から引用）

分子生物学的検出法

●ハイブリダイゼーション法（DNAプローブ法）
・検体中に特定の遺伝子配列が存在するか否かを調べる方法．
・DNAプローブ法は，特異性，迅速性がともに高く有用性の高い検査であるが，検出には検体中に10^5～10^6個の病原体が必要となるため，感度の点でやや問題がある．

●遺伝子増幅法
・**PCR法**：病原体が有する特定の遺伝子配列の部分を，酵素を用いて数万～数十万倍に増幅してから検出するもので，DNAプローブ法に比べて検出感度は極めて高い．現在，PCR法を利用した感染症の診断は，HBV，HCV，CMV，HIV，などのウイルスや結核菌，*Pneumocystis jiroveci*の検出に利用されている．
・**LCR法**：耐熱性遺伝子連結酵素を用いてDNA増幅を行う方法．結核菌群の検出のためにキットが開発され利用されている．
・**TMA法**：結核菌の検出のために開発をされたものがよく知られている．

専門医からのアドバイス

●キット化された迅速診断法は，迅速性と操作性という点では優れていますが，時として偽陰性や非特異反応による偽陽性が問題となります．臨床所見や他の検査結果とあわせて総合的に判定する必要があります．

（林　国樹）

7. 微生物検査

ヘリコバクター・ピロリ関連検査
diagnostic methods for Helicobacter pylori infection

基準値 陰性

ポイント
- 日本ヘリコバクター学会は2009年に，*Helicobacter pylori*（以下*Hp*）感染者全員が，*Hp*除菌治療の対象であると推奨した．
- 2010年6月現在，保険診療で*Hp*の検査・治療ができる疾患は，胃潰瘍・十二指腸潰瘍，胃MALTリンパ腫，特発性血小板減少性紫斑病，早期胃癌に対する内視鏡的治療後，である．

1 内視鏡による生検組織を必要とする方法

① **培養法**：唯一の直接証明法である．特異性に優れ，菌株の保存・菌株のタイピングや抗菌薬の感受性試験が可能である．
② **迅速ウレアーゼ試験**：pH指示薬の色調が変化することにより感染診断を行う．迅速性に優れ，簡便である．しかし除菌判定時の診断精度には限界がある．
③ **鏡検法**：検査結果の保存性が高く，組織診断を併せてできる．菌量が少ない場合や除菌治療後は，判定が困難である．

2 内視鏡による生検組織を必要としない方法

① **尿素呼気試験**：^{13}Cで標識した尿素を内服する．感度・特異度ともに高く，陰性の場合は除菌成功の信頼性は高い．ただし，カットオフ値近傍の陽性では偽陽性がある．
② **抗Hp抗体測定**（血清，尿など）：分離血清を用いることが一般的である．除菌成功後も，抗体の陰性化あるいは優位な低下には1年以上を要することがあるため，早期の除菌判定には適さない．
③ **便中Hp抗原測定**：簡便で小児の検査が可能である．除菌前および除菌判定時，ともに感度・特異度が高く信頼性が高い．

専門医からのアドバイス

- 除菌治療薬，静菌作用を有する薬剤（プロトンポンプ阻害薬や一部の防御系因子増強薬）を服用していると，偽陰性が発生しますので，除菌判定は，薬剤中止後，少なくとも4週以上経ってから行わなければなりません．

（忍 哲也）

7. 微生物検査

病院感染

hospital acquired infection

定義

- 病院感染防止指針（日本環境感染学会編—第2版—）の定義によると，病院感染とは，「病院内での微生物接触によって惹起された感染をいう．患者のみではなく，医療従事者をも含み，退院後，あるいは病院外で発症しても，病院内での微生物接触に起因するものは，病院感染とする」とされている．
- メチシリン耐性黄色ブドウ球菌（MRSA）がその起因微生物の代表であったが，ペニシリン耐性肺炎球菌（PRSP）による髄膜炎，多剤耐性グラム陰性桿菌（ESBL）や多剤耐性緑膿菌による敗血症をはじめとする重症感染症の問題，多剤耐性結核菌，バンコマイシン耐性黄色ブドウ球菌（VRSA）やバンコマイシン耐性腸球菌（VRE）の出現など，病院内感染を制御していくうえで，多くの新たな問題が発生している．

標準予防策

○ 標準予防策は，医療従事者における感染防止対策の基本として1996年に米国疾病管理センター（CDC）から提唱された「病院感染における隔離予防策のためのガイドライン」のなかで詳しく説明されている．

○ すなわち，「すべての患者の血液および体液は，感染の可能性があるものとして取り扱う．」ことを基本とし，共通の対策を行うことにより，血液や体液の暴露事故や感染の拡大を防止することを目的としている．

すり込み式アルコール系消毒剤による手洗い

1. 患者に直接触れるとき
2. 中心静脈カテーテルを挿入するときの滅菌手袋着用前
3. 尿道カテーテル，末梢静脈カテーテルの挿入や外科処置を必要としない器具を挿入するとき
4. 患者の正常な皮膚に触れた後（例：脈をとる，血圧を測る，患者を持ち上げる）
5. 体液，分泌物，粘膜，傷のある皮膚，創部のドレッシングに触れた後
6. 患者のケア中，体の汚染された部位から清潔な部位へ移動するとき
7. 患者のすぐ近くにあるものを触れた後（医療機器を含む）
8. 手袋を外したとき

（次頁に続く）

感染リスクと対策

リスク	内容	消毒レベル	例
高リスク	皮膚または粘膜を通過して直接体内に接触または導入されるもの	滅菌	手術器具,注射針,包帯・滅菌ガーゼなど
中間リスク	粘膜に接するもの,易感染患者に使用するもの,体液または病原体に汚染されたもの	消毒	上部消化管内視鏡 気管支鏡など
低リスク	傷のない正常な皮膚に接するもの	洗浄および乾燥	トイレ,洗面台,リネンなど
最小リスク	皮膚に直接触れないもの	洗浄および乾燥	床,壁など

感染経路別予防対策

感染様式	原因微生物	対策方法
空気感染	結核菌 麻疹ウイルス 水痘-帯状疱疹ウイルス	標準予防策(スタンダードプレコーション)に加え,陰圧個室にて特別な換気および空気処理が必要 入室時にN95マスクを使用
飛沫感染	インフルエンザ菌,ジフテリア菌 髄膜炎菌,百日咳菌,ペスト菌 アデノウイルス,インフルエンザウイルス ムンプスウイルス,風疹ウイルス,パルボウイルス	標準予防策(スタンダードプレコーション) 入室時にサージカルマスクの使用
接触感染	多剤耐性菌(MRSA,VRSA,VRE,PRSPなど) 病原性大腸菌O-157,赤痢菌,クロストリジウムディフィシル(偽膜性腸炎) RSウイルス,ロタウィルス,単純ヘルペスウイルス など.	標準予防策(スタンダードプレコーション) 手袋の使用 手洗いの励行 必要によりガウンの着用

(林 国樹)

和文索引

あ
アスペルギルス抗原　121
アドレナリン　79
アミラーゼ　44
アミラーゼアイソザイム　44
アルドステロン　82
アルブミン　29
アレルゲン特異的IgE　134
アンギオテンシンI　81
アンギオテンシンII　81
アンチトロンビンIII　25
アンモニア　35
亜鉛　65

い
インスリン　73

う
ウイルス抗体価　114

え
エストラジオール　85
エストリオール　85
エストロゲン　85
エストロン　85
エラスターゼ-1　95
エンドトキシン　120

か
カテコールアミン　79
カリウム　59
カルシウム　61
カルシトニン　71
カンジダ抗原　121
活性化部分トロンボプラスチン時間　21
可溶性サイトカインレセプター　145
感受性試験　153

き
寄生虫・虫卵および原虫の検査　7

く
クームス試験　138
クラミジア　116
グリコアルブミン　56
グリコヘモグロビン　55
クリプトコックス抗原　121
グルカゴン　74
クレアチニン　32
クレアチニンクリアランス　33
クレアチンキナーゼ　43
クロール　60

け
血液ガス　57
血液型　135
血小板数　18
血漿レニン活性　81
血清総蛋白　28
血清蛋白分画　29
血清鉄　63
血糖値　53

こ
コリンエステラーゼ　41
コルチゾール　76
抗DNA抗体　125
抗EA抗体　113
抗EBNA抗体　113
抗Jo-1抗体　129
抗Scl-70抗体　128
抗Sm抗体　126
抗U1-RNP抗体　127
抗VCA抗体　113

抗カルジオリピン β_2-GPI 複合抗体　131
抗核抗体　123
抗グロブリン試験　138
抗好中球細胞質抗体　132
交差適合試験　137
甲状腺刺激ホルモン　68
抗利尿ホルモン　83
抗リン脂質抗体　131

さ
サイトカイン　145
サイトメガロウイルス　112
サンプルの取り扱い方　147

し
出血時間　20
真菌抗原　121
真菌抗体　121
迅速診断法　154
心房性ナトリウム利尿ペプチド　88

す
髄液検査　8

せ
赤血球　12
赤血球指数　12
赤血球沈降速度　105

そ
総 IgE　134
臓器特異的自己免疫疾患の自己抗体　130
総コレステロール　48
総鉄結合能　63
総ビリルビン　36

た
単純ヘルペスウイルス　111

と
ドーパミン　79
トリグリセリド　51
トロポニン T　46
トロンビン-アンチトロンビン複合体　25
トロンボテスト　22
銅　66
糖負荷試験　54
塗抹染色検査　151

な
ナトリウム　58

に
尿酸　34
尿素窒素　31
尿中 17-KS　78
尿中 17-OHCS　77
尿中 VMA　80
尿沈渣　4
尿の定性試験　2

の
ノルアドレナリン　79
脳性ナトリウム利尿ペプチド　89

は
梅毒血清反応　119
培養・同定検査　152
白血球　14
白血球分類　14

ひ
バニリルマンデル酸　80
ヒト絨毛性ゴナドトロピン　87
ビリルビン　36
病院感染　158

ふ
フィブリノゲン　23
フェリチン　64

フルクトサミン　56
プロゲステロン　85
プロゲステロン　86
プロトロンビン時間　21
プロラクチン　84
副甲状腺ホルモン　72
副腎皮質刺激ホルモン　75

へ
ヘパプラスチンテスト　22
ヘマトクリット　12
ヘモグロビン　12
ヘリコバクター・ピロリ関連検査　157
便潜血反応　6

ほ
補体　141

ま
マイコプラズマ抗体価　117

み
ミオグロビン　47

め
免疫グロブリン　139
免疫電気泳動　30
免疫複合体　133

も
網赤血球数　13
網赤血球比率　13

ゆ
遊離 T_3　69
遊離 T_4　69

り
リウマチ因子　122
リパーゼ　45
リポ蛋白　52
リン　62
リンパ球サブセット　142

る
ループスアンチコアグラント　131

れ
レニン・アンギオテンシン　81

欧文・数字索引

A
A 79
ACTH 75
ADH 83
AFP 92
ALP 38
ALPアイソザイム 38
ALT 37
ANG I 81
ANG II 81
ANP 88
APTT 21
ASK 118
ASO 118
AST 37
AT-III 25
A型肝炎ウイルス 106

B
BNP 89
BUN 31
B型肝炎ウイルス 107

C
C_3 141
C_4 141
Ca 61
CA 79
CA125 99
CA15-3 100
CA19-9 94
Ccr 33
CEA 93
CH_{50} 141
ChE 41
CK 43
CKアイソザイム 43
Cl 60
CMV 112
CRP 104
Cu 66
CYFRA 97
C型肝炎ウイルス 108
Cペプチド 73

D
DA 79
D-ダイマー 24

E
E1 85
E2 85
E3 85
EBV 113
ESR 105

F
FDP 24
freeT_3 69
freeT_4 69

G
GOT 37
GPT 37

H
HAV 106
HAV-RNA 106
HA抗体 106
Hb 12
HbA1c 55
HBs抗原 107
HBs抗体 107
HBV 107
hCG 87
HCO_3^- 57

HCV　108	**P**
HDLコレステロール　49	P　62
HIV-1　109	P_{CO_2}　57
HIV-2　109	PIVKA-Ⅱ　96
HLA　144	PR3-ANCA　132
HSV　111	PRL　84
Ht　12	PSA　102
HTLV-1　110	PT　21
	PTH　72

I

IgG-HA抗体　106
IgM-HA抗体　106
IRG　74

R

RBC　12

K

K　59

S

SCC抗原　101

L

LAP　39
LD　42
LDLコレステロール　50
LDアイソザイム　42

T

T_3　70
T_4　70
TAT　25
TIBC　63
TSH　68

M

MCH　12
MCHC　12
MCV　12
MPO-ANCA　132

Z

Zn　65

75g OGTT　54
α_1-グロブリン　29
α_2-グロブリン　29
β-D グルカン　121
β-グロブリン　29
γ-GT　40
γ-グロブリン　29

N

Na　58
NA　79
NSE　98

新刊

ését, 生理機能, 画像検査のすべて —

脊椎のしくみと診方

監修：眞田 信人　専田病院整形外科 部長
編集：大塚 隆人　専田病院整形外科 部長
　　　清水 明雄　専田病院整形外科 部長

● 臨床で行われる検査のすべてを
  これ一冊で網羅！

● 脊椎の解剖、生理機能検査、画像検査の
  「流れ」と「みかた」がわかる！

A5判／約360頁（2色刷）
定価（本体3,000円＋税）

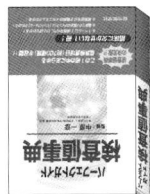

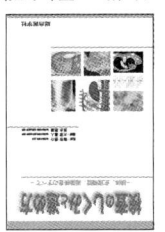

新刊　臨床にすぐ役立つ1冊！

脊椎画像事典

バージョンアップの決定版！

監修：中屋 一彦／専田大学名誉教授
海老沢敏夫／大学医学部・学内教授脊椎外科 教授

この1冊の中にあるある
臨床検査項目（約1700種類）を収載！！

B6判／730頁（2色刷）
定価（本体4,800円＋税）

総合医学社　〒101-0061 東京都千代田区三崎町1-1-4
TEL03(3219)2920　FAX03(3219)0410　http://www.sogo-igaku.co.jp

検査値の読み方・考え方
【ポケットブック】

2011 年 4 月 1 日発行　　　　　　　　第 1 版第 1 刷 Ⓒ
2013 年 11 月 22 日発行　　　　　　　　　　第 2 刷

編集著　西﨑　統
　　　　村上純子

発行者　渡辺嘉之
発行所　総合医学社株式会社
　　　　〒101-0061　東京都千代田区三崎町 1-1-4
　　　　電話 03-3219-2920　FAX 03-3219-0410
　　　　URL : http://www.sogo-igaku.co.jp

Printed in Japan
ISBN978-4-88378-812-5

シナノ印刷株式会社

・本書に掲載する著作物の複製権・翻訳権・上映権・譲渡権・公衆送信権（送信可能化権を含む）は株式会社総合医学社が保有します。
・<（社）出版者著作権管理機構　委託出版物>
　本書の無断複写は著作権法上での例外を除き禁じられています。複写される場合は，そのつど事前に，（社）出版者著作権管理機構（電話 03-3513-6969，FAX 03-3513-6979，e-mail : info@jcopy.or.jp）の許諾を得てください。

検体の採取と取り扱い，保存

尿検査と保存剤

保存剤	保存法	検査目的
ホルマリン	尿100mLに0.5mL添加	尿沈渣，細胞診
トルエン	蓄尿容器に1～2mL入れる	蓄尿（糖，蛋白，クレアチニン，エストロゲン，hCG，cAMPなど）
塩酸	蓄尿容器に6N塩酸を約30mL入れる．あるいは尿5mLに6N塩酸1～2滴添加	カテコラミン，VMA，HVA，5-HIAA，メタネフリン，アミノ酸分析，シュウ酸，キニン，などの定量
抗プラスミン剤	尿2mLに2滴添加	尿中FDP
アジ化ナトリウム	終濃度0.1%になるように添加	蛋白成分，成長ホルモン，C-ペプチド，ポリアミンなど

血液検査項目と前処理剤

検査対象	前処理剤	検査項目
血液学的検査	EDTA-2K	血液一般検査（RBC，WBC，Hct，Hb，Plt，血液像等）
	3.8（3.2）%クエン酸Na 1容＋血液9容	血液凝固検査
	二重シュウ酸塩	血液一般検査（血液像には不可）
	3.2%クエン酸Na 1容＋血液4容	赤沈
臨床化学検査	無添加	大部分の血液化学検査
	EDTA-2Na	レニン・アンギオテンシン，グリコヘモグロビンなど
	EDTA2-K，トラジロール	グルカゴン，ソマトスタチンなど
	ヘパリンNa（NH$_3$）	血液ガス分析，リンパ球培養
	ヘパリン・NaF	血糖